U0233221

状态比能力更重要

108个状态调整法

[日]小林弘幸——著

肖燕——译

中国出版集团

中译出版社

图书在版编目（CIP）数据

状态比能力更重要：108个状态调整法/（日）小林弘幸著；肖燕译. --北京：中译出版社，2024.3（2024.10重印）

ISBN 978-7-5001-7427-1

I.①状… II.①小… ②肖… III.①保健-通俗读物 IV.①R161-49

中国国家版本馆CIP数据核字（2023）第099834号

著作权合同登记号：图字01-2023-0724号

状态比能力更重要：108个状态调整法
ZHUANGTAI BI NENGLI GENGZHONGYAO：108 GE ZHUANGTAI TIAOZHENGFA

出版发行：中译出版社
地　　址：北京市西城区普天德胜大厦主楼 4 层
电　　话：（010）68359101　（010）68357328
邮　　编：100088
电子邮箱：book@ctph.com.cn
网　　址：http://www.ctph.com.cn

责任编辑：吴　第
排　　版：北京中文天地文化艺术有限公司
印　　刷：北京盛通印刷股份有限公司
经　　销：新华书店

规　　格：880mm×1230mm　1/32
印　　张：9.25
字　　数：70千字
版　　次：2024年3月第1版
印　　次：2024年10月第2次

ISBN 978- 7- 5001-7427- 1　　　　**定价：55.00元**

2020 年新冠肺炎疫情暴发，在全世界范围内感染蔓延。我们应该如何应对这个巨大的考验？

作为一个医生，也作为一个自律神经的专家，有些话想清楚地告知大家，那就是——真正应该害怕的，并不是新冠病毒。

当然毫无疑问，我们以新的生活方式避免"三密"（密集、密接、密闭）从而避免感染病菌，这些最低限度的小心举措是必要的。

但是随着对新冠肺炎认识的明朗化，在医学意义上应对新冠病毒的方法也开始明晰。虽然疫苗和特效药制作的完成、普及还需要一点时间，但是人们已经了解到这种病毒并不会强烈地攻击人体并立即致死，在大部分情况下病毒选择的是长期弱势存活的生存战略。

所以真正可怕的是不知不觉之中造成的损害。

强调一下，注意不要感染新冠肺炎，这是很重要的。

但是如果因过分害怕感染而极端限制人们的生活，才是比感染新冠更严重的问题。

这并不是从什么经济优先的立场提出的意见，更多的是作为一个医生，我担心过度煽动人们不安和恐惧的情绪，限制人们的生活，反而会带来另外一种意义上的伤害。

新冠疫情下，人们被迫过着与以前完全不同的生活。

这种状况在不知不觉之间给我们的身心都带来巨大伤害。"不知道什么原因，总觉得身体不舒服""心情低落的时候变多了""不自觉就感到闷闷不乐"，倾诉自己出现以上"症状"的人，实际上正在增多。可以预计，疫情长期化的背景下，这种倾向会越来越明显。

"新冠抑郁"这个词也变得常见了。

"生活发生了变化，压力增多了""在各个方面都感到憋闷""活动身体的机会变少了""经济方面前景渺茫，感到不安"，以上这些情况都会极大地扰乱人们的身心。

这种状态一直持续的话，人性丑陋的方面就更容易显现，也会变得更具攻击性，这在医学上也已经得到了证明。

家暴、漠视、欺凌、歧视等任性行为的增多，从医生的立场来看，这是必然发生的。

自律神经紊乱的话，身体的不适也会增多

和人们见面聊天，进行令人愉悦的情感交流，能让身体分泌大量快乐激素——催产素（Oxytocin），给人们带来幸福感。

但是在新冠疫情下，这样人与人的交流减少了。

此外，居家时间增多，必然导致精力衰减。最明显的变化就是容易摔倒，从家里阶梯摔落的事故也增多了，并非新冠原因而住院的病患在医院内摔倒的事故也增多了。可以看到，现在还出现了许多人因运动不足导致高血压、糖尿病情况恶化的倾向。

新冠肺炎引起的问题中，感染的风险，原有病症重度化的危险或者是经济问题等，都是大家经常谈论到的，但实际上，与更多人相关的因素还可以举出如下几点：

· 自律神经的紊乱

· 心理的不适

· 精力的衰减

更重要的一点是如果心理不适的话，人们选择自杀的风险也会变高。

所以我认为，在新冠疫情问题长期化的局面下，我们真正应该担心的不只是感染新冠病毒，而是还应该包括以上这些方面。

新冠病毒致人类的信

新冠病毒开始在全世界蔓延的 2020 年春天，一个叫薇薇安·里奇的人写了一封信——《新冠病毒致人类的信》（也是一首诗）。想必很多人都知道这首诗。

迄今为止，人类施行了各种各样错误的行为，向着错误的方向飞奔。因此地球发出了哀鸣，向人类敲响了警钟，尽管如此，人类仍置若罔闻。所以"我"——也就是写信的新冠病毒，向人类发出了信息。这首诗是在这样一种背景下写的。

（顺便提一下，在这首诗的最后，作者添加了一句"请自由复制或分享"，所以我也在此引用一下这首诗，尤其是最后的一小节。）

我不是来惩罚你们的，

我是来唤醒你们的。

当这一切全部结束后我将离去。

请记住这些瞬间。

倾听地球的声音，倾听自己灵魂的呼声。

不要再污染地球，停止争斗，

不要过度关注物质。

爱护你的邻居，

珍惜地球和地球上的生命。

因为下一次我可能更加强势归来。

读完这封信之后，我最大的感受是，我们必须真正强大起来。我所说的强大指的是"每个人作为个体，满怀希望生机勃勃地活下去"的意思。

新冠肺炎在真正意义上从我们身上夺走的，难道不正是每天满怀希望，生机勃勃的生活这件事情吗？

一张照片，一个拉伸活动就可以调整身心

每天都满怀希望，充满活力地生活。对于生活方式发生巨变，身负各种各样的压力，在紧张不安中生活的现代人来说，这是特别重要的。

但是即使有人对你说："每天都满怀希望，充满活力地生活吧！"我们似乎也不知道具体应该怎么做才好。这就像对没有精神的人说"打起精神来"一样，没有任何实际意义。

所以重要的是，需要有调整的意识和掌握具体的方法。

比如在本书中介绍到的，拍一张照这种习惯。

一天只拍一张，用照片记录下自己喜欢的瞬间，然后上传到个人的社交网络（SNS）。有了这种习惯，就会主动产生"去散个步吧"的念头，在上下班时周遭的景致也会成为留意的对象，甚至可能对于自己的食物也会更加关注。

在日常生活中，要创造能让自己感觉到"这很不错啊""这很有趣啊"的瞬间，尽管它们都是些很小的事情。

通过这种方式，调整自己的自律神经，提升自己的情绪。

不是每天散漫地过日子，而是可以在某些瞬间实现一个个小小的重启。对于习惯调整而言，这是非常重要的组成部分。

如果是居家办公的话，推荐每小时运动一次，哪怕每次 5 分钟也行。做一次拉伸，再慢慢地做 10 次深蹲。仅仅通过这些，身体状态就可以得到调整。

人的心灵和身体是紧密相连的，所以当感到"没劲""没希望"时，首先要做的并不是尝试精神上有所改变，而是身体要马上行动。

改变心灵，需要用到一些具体的方法：活动活动身体，做做深呼吸，整理整理家里——即使是家里的某个角落，这样都会让自律神经得到自然的调整。这样做令身体的状态变好了的话，精神状态就会一点点地发生积极的变化。

迈向"每天都满怀希望，积极地生活"的状态

《打造一流人物的习惯调整》（角川书店）于2015年出版，在这部"状态调节之书"的基础上，作者根据时代的变化而大幅增加了内容，最终有了现在的这部文库本。

在人们生活方式发生了巨大变化的今天，本书的改版发行意义显著。因为，像今天这样需要"调整自身状态的意识和具体方法"的时代是前所未有的。

只要身体状态调整好了，精神状态才会好起来。也就是说，这是一种迈向"每天都满怀希望，积极地生活"的状态。

尽管现实中不乏各种无聊，但请你不要被环境所左右，而是自主地调节状态，创造真正意义上的"强大自我"。

在这个过程中，如果本书能对你有一点点帮助的话，那对于作者来说就是意外的惊喜了。

小林弘幸

现在的你，发挥了自己的几成实力呢？

工作进展顺利，无论做什么都不感觉疲倦，如果把这样的理想状态当作十成的话，恐怕很多人会感觉自己只发挥了七成左右，搞不好还可能仅仅发挥了五成左右实力吧，这其实是非常浪费和让人惋惜的。

但是为什么很多人发挥不出自己宝贵的实力呢？

答案很简单。那就是不知道让自己发挥出所有实力的"调整的方法"。

世界上有很多人在所谓提升能力方面有很强的意识，想要增强实力，提高技能。但是另一方面，很少有人关注"充分发挥现有能力""全力发挥"的方法。

老实说，即使把能力水平提升到120%，但是如果平时只能发挥出70%能力的话，那也是没有任何意义的。

与其在提升能力方面花费金钱、时间和精力，不如调整状态，稳定地发挥 90% 的能力，这样效果要好得多。

想要提升工作的质量，与其增强实力，不如更多地关注如何完全发挥现有实力。这才是具有压倒性优势的捷径。

不懂得如何发挥的话，无论怎么提高实力也没用

作为医生我担任了众多一流体育运动员的状态调整顾问。他们的共同点是都具有很强烈的意识，重视如何在大赛时发挥全力。

日本职业足球运动员、棒球运动员、高尔夫球运动员、摩托车赛手、橄榄球国家队运动员，等等，这些活跃在世界一线赛事的运动员们都向我寻求建议。为什么他们会想要听取我的意见，接受我的指导呢？理由是很清楚明白的。

他们不仅对于增强实力这一点有着清醒的认识，也深深地知道 100% 发挥自身现有实力的重要性和难度。

这正是对应发挥能力的方法的部分。

说起来，在体育运动的世界里，一般分为以下三个训练步骤。

1. 专项能力。

2. 状态调整。

3. 护理、康复。

第 1 点 "专项能力"，顾名思义就是增强肌肉力量，提高技术的训练。而第 3 点 "护理"，是指治疗身体损伤，做康复等，这样做的目的是将身体从负面状态调整归零，调整到初始状态。

专项训练和护理当然都很重要。

但是在此基础之上，如果不好好地把状态调整到能够完全发挥能力的程度，就无法发挥出真正的实力。

所以越是一流的运动员就越会做好充分的准备，也会摸索精神状态的调整方法，当然提高专注力的训练也不可或缺。

我深深地感到，实际上这些一流运动员们所拥有的进行状态调整的意识，正是很多商务人士最为欠缺的。

普通人如果受伤了或者生病就会接受以恢复为目的的护理。这是理所当然的。也有很多人像前面所说到的，抱着想增强实力、提高技术这样的想法去努力训练。

但是很遗憾，很少有人为了能够完全发挥实力而重视状态调整。

明明有着出众的才能，可是却只能发挥出五六成的实力，这样的人真的很多，这真是怀才不用，拿着金饭碗讨饭吃啊。

你是不是也是其中一员呢？

只要稍微做出一点儿改变，就会产生本质的改变。

迄今为止，我已出版了 40 多本书。这些书中主要讨论的就是"自律神经"问题。用一句话来介绍自律神经的话，就是它是能够（自动地）为我们调整身体状态的系统。

简而言之，如何调整自律神经和身体状态，本质是一样的。这正是调整的意识。

但实际情况是，人们一说到"自律神经"，只片面地聚焦于"健康"方面。

为保持健康而调节自律神经当然很重要，但不如更多地考虑，如何通过调节自律神经来调整自己的状态，充分发挥现有的实力。

我深切地认为要开拓精彩人生，拥有调整意识非常重要。

本书概括了一些相关的小诀窍和思考。

我希望越来越多的人从阅读这本书开始，拥有调整的意识，掌握充分发挥现有实力的调整方法。

话虽如此，其实本书中介绍的都是一些非常简单易行的做法。

本书只是基于掌握我们身体构造的行为模式和培养意识而展开，全面排除了会给身体造成负担或者带来精神压力的方法。

整理包包；改变衣服和鞋子的选择；在时间的使用上花点儿心思；改变睡前的习惯；出现未预计到的问题时，取消下一个安排；不马上答应吃喝的邀请，而是留出一天的考虑时间等。

这些都是现在就能够付诸实施的方法。当然，重要的是不断积累，养成习惯。

日常多注意一点儿这些事情，以保持一个良好的状态。当你能做到100%（或者接近100%）发挥"自己现有的实力"时，工作质量就会切切实实得以提高。

仅仅这样就能和其他人拉开很大的差距。所以我们需要的不是提高实力，而是了解完全发挥实力的方法。

请一定唤醒你身体中沉睡的力量，完全发挥你的能力。如此，你的人生将会发生翻天覆地的变化。

小林弘幸

2015 年 6 月

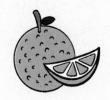

目　录

Contents

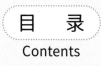

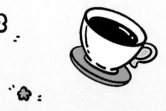

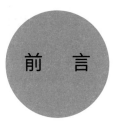

前　言

为什么重视自律神经就会一切顺利？

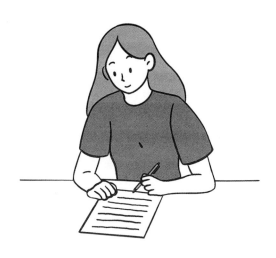

本书中将频繁地使用"自律神经""交感神经""副交感神经"等词，所以在进入正文之前我要对此先简单介绍一下。

人的身体可以分为受自身意识支配的部分和不受自身意识支配的部分。比如手、足、口等可以按人自身的意识活动，但是内脏血管等就做不到。

人自身无法直接支配的器官就是由自律神经控制。名副其实，它是自律性的，也就是自动维持生命，起到调节身体状态的作用。

而自律神经分为交感神经和副交感神经两种。

一方面，交感神经是使身体变得更为活跃的神经，以汽车做比喻的话就是加速器（油门）。另一方面，副交感神经则是使身体平静、得以休养的神经，就像是汽车的刹车。在我们睡眠时或就餐后吸收营养的时候，需要让身体平静下来，这个时候副交感神经占主导地位。

所谓调整自律神经，用最简单的语言来说，就是使交感神经和副交感神经达到一个较好的平衡，处于一个水准较高的状态。

要进行某种活动的时候，交感神经就必须处于活跃的高位，当我们要冷静沉着，进行专注思考的时候，副交感神经就处于主导高位。

另外,自律神经有日内变动的特点。在一天中,交感神经和副交感神经都各自有其占优势主导的时间段。

晨起之后的整个白天,交感神经占主导地位;随着夜晚睡眠时间的临近,副交感神经逐渐开始占据主导地位,让我们能够顺利地进入睡眠状态。

只要我们遵循这样身体本原的构造和功能去活动,就能够提升状态,保持健康。

健康就是优质的血液在体内顺畅地流动

可以说,自律神经掌管着对我们生存来说最为重要的血液流动。

说得极端一点儿,健康的身体就是"优质的血液""顺畅地流动"。对于本书中心主题,即状态调整而言,血液流动是一个要点。

交感神经具有使血管收缩的作用,而副交感神经则可以使血管松弛,这意味着只要交感神经和副交感神经正常地工作,血管内的血液就能够顺畅地流动循环。

一方面，如果交感神经过于活跃，那么血管收缩，血液就会变得难以流动。想象一条橡胶管我们就能够明白，用手使劲捏住的部分会变得狭窄，水流就很难通过。这容易导致高血压并损伤到内皮细胞，因为此时血管内侧被施加了压力，血液需要强行通过狭窄的地方，当然就会给血管带来负担。

另一方面，如果副交感神经过于活跃而交感神经不活跃的话，血管会处于弛缓状态，血液就不能够及时被运送到身体各处。

例如，如果没有充分的血液输送到脑部，大脑就会缺氧，工作效率就会下降。而大脑功能下降的话，会带来各种各样的弊端，导致判断力和专注力下降，无法有效控制情感等。

人们也已经发现，自律神经平衡失调者不仅会出现血液循环的问题，血液本身的质量也会下降。

通过显微镜就可以清楚地看到，红细胞的形状本应该是漂亮浑圆的，而自律神经平衡失调者的红细胞却发生了变形，有些红细胞甚至黏附在一起。变形或损伤的红细胞是无法运送足够氧气的，红细胞如果黏附在一起的话，则无法通过细小的毛细血管，其结果，血液无法输送足够的氧气和营养物质，整个工作效率就下降了。

情感和交感神经有着密切的关系

本书着眼于日常生活的细节，向各位读者告知各种调节方法。这些方法的共同点就是要设法做到沉着冷静，平静地生活。

从医学角度来说，情感和精神状态与自律神经（也就是身体的调节）是有着密切关系的。

比如检测一个正在发怒的人的自律神经，就可以发现其交感神经过度地兴奋，处于一个非常紊乱的失衡状态，血液的质量也下降，成为所谓的黏稠血液。

血液质量降低，血液的流动性就随之变差。那么理所当然，以脑部为首的整个身体机能就会降低。从身体结构来看，我们当然无法发挥出最好的判断力、专注力和行动力。

不仅是愤怒，担心、紧张等各种情绪都会造成自律神经失去平衡。

从另一个角度来说，如果我们的睡眠质量低下，在晚上睡觉的时候副交感神经不够活跃，那么身体就无法得到充分的放松和休息。以这样的状态迎接早晨的到来，交感神经开始占据主导地位时，副交感神经仍持续处于极端不活跃的状态，如此，我们将度过自律神经极度失衡的一天。

所以，越是了解身体的构造，我们就越会明白，调整状态的方法是如此不可或缺。

我们的生活、行为模式和情绪、情感都与自律神经有着密切的关系。所以日常一些小小的行为模式、习惯、思维方式、人际沟通都可以很轻易地扰乱自律神经，但是如果我们有意识地加以注意，也能够调整好身体的状态。

正如我在序言中所表述的，重要的是调整好自己的状态，让我们一直拥有能够发挥近 100% 实力的状态。

这就是所谓的"调节好自律神经"。

如果我们了解自律神经的基本构造，知道调整的方法，那么你的状态、行动力都会得到切切实实的提升。

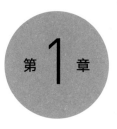

第 **1** 章

身边物品整理法

物品有序，能让心情沉稳

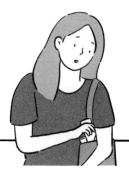

1

当你开始在包里翻找时，心就已经乱了

要取用什么东西的时候，在包里反复翻找。

其实这点儿小事就会扰乱我们的自律神经，导致对工作的专注力大幅下降。

手机响了，想要拿出来的时候却一下子找不到了。本应带了的资料找不到，焦急地想着："哎呀，搞不好忘记带了。"用于网络会议的耳机本应放在包里了，可怎么翻都找不到。

这些小事发生的瞬间，交感神经都会受到刺激，高度兴奋，使血液的流动变差，专注力下降，其结果是工作效率显著下降。

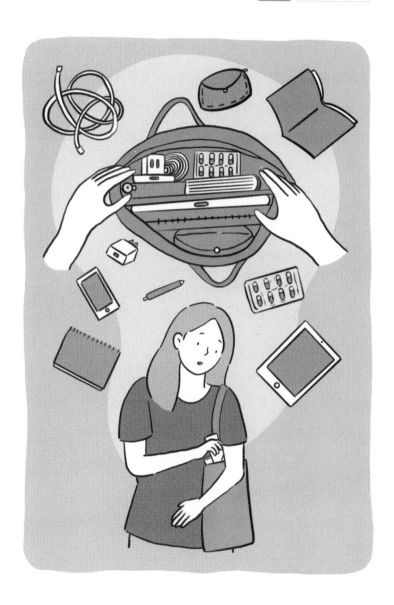

我们都曾在等车的站台上，看到过一些人拼命在包里翻找东西的情景吧。也许是忘带什么东西，或者是丢了什么东西，但即使是最后想找的东西找到了，只要出现过一次类似的焦急心情，就会导致自律神经紊乱，那么随后的工作质量无论如何都会下降。

所以一直注意状态的调整是很重要的，第一步就是整理我们包里的东西：

· 把东西分成需要的和不需要的。

· 不需要的从包里拿出来。

· 包里的零碎物品可以用小包分类。

· 明确自己把什么东西放到哪里。

可以从这样简单的一件事情开始：整理包包，里面只放入需要的东西，比如：手机、平板电脑、充电器、连接线、必须携带的文件、记事本、文具、药物、钱包等，并且以方便取用的状态放好。

这对状态调整而言是基础中的基础。

这并不是什么很难做到的事情，现在就动起来吧。

2

精心挑选一个适合自己的包

这一点和整理包包也有关系，那就是，你用的包是否是一个"合适的包"，这一点实际上非常重要。

考虑包的外形、大小、容量、内袋的位置和数量等，选择一个对你来说最适合的包。这是状态调整的开始。

首先的一个大前提——你是否了解"最适合自己的包"应该是什么样的？

很多人不清楚如此重要的一点，而只是因为"很便宜""款式不错""一直在用着就继续用了"等来选择包包。你是否也出

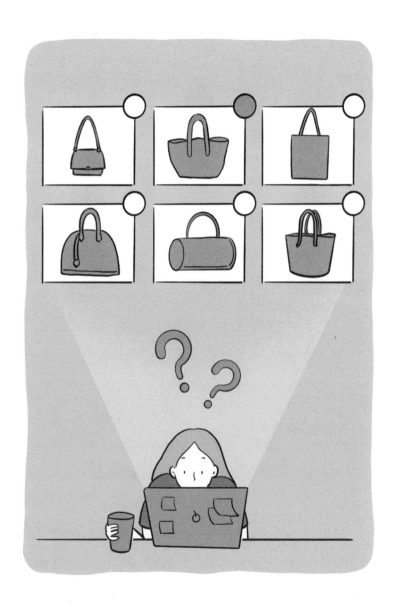

于这样一些理由，在用着你随身携带的包呢？

这样是无法调整好自己的状态的。

对自己来说最适合的包是什么样呢？以调整状态为前提，想象各种场景下，让你能够行动流畅，不带任何负担压力的包应该是怎样的？在仔细思考这些之后，再重新选一个包看看。

你并不是非要买一个高端名牌包。只要你明确地意识到，是出于某些特定理由而选择的最适合自己的包，就足够了。

像这样抱着清晰的意图去一件一件地选择笔袋、眼镜盒、平板电脑等，那么你所携带的每件物品都会渐渐变得最合适自己。比如，"黑色的钱包在黑色的包里很难找到，那就选一个黄色的钱包"，以这样的方式不断挑选最适合自己的物品，那所有的日常行为都会变得越来越流畅，而且不给自己造成任何的紧张情绪和压力。

随身物品变得非常适用，行动就会变得流畅，如此就能帮助调整自律神经到最佳状态，提高我们的工作专注力和工作热情。

3

确保一下就能找到需要的信息

想要联系一个人的时候，却怎么也找不到他的名片，也查不到对方的联系方式；想着"那个项目的数据文件保存在哪儿来着"于是在电脑里拼命查找，却找不到所需要的文件。

想必有很多人每天都有过这样的经历吧。

实际上我们为了寻找需要的信息消耗掉了大量的时间。不仅造成了时间上的浪费，而且会让我们变得烦躁不安，从而造成自律神经的异常紊乱。

请一定记住，自律神经一旦紊乱了，三四个小时都很难恢复。也就是说，一旦开始焦躁不安，之后的三四个小时，我们的状态会一塌糊涂——血液循环变差，无法输送充足的氧气和葡萄糖到大脑，人会变得无法控制情绪，专注力下降，判断力也随之变差。

为了避免陷入这种极差的状态，日常就要做到：确保一下就能找到需要的信息。

马上就可以付诸行动的方法就是整理名片等客户的信息，如名字、公司名称、联系方式、联络事由等，把这些做成一览表的话会很方便。

就拿我来说吧，为了要出版书经常会见各种相关人士，但因为之前没有整理相关信息，经常发生找不到联系方式，想不起这个项目的负责人是谁，"这位编辑是哪个出版社的来着"等事情，这些都曾让我头疼不已。但是现在我对信息实行了一元化管理，项目内容和负责人及出版社形成了完美的联系链，已经可以很快联系到需要找的人，毫无压力地和对方会谈。

虽然这只是小事情，但却是一个可以产生巨大差距的环节。

4

整理需要自动化和程序化

无论是整理物品还是整理信息，重要的是自动化和程序化。

要说自动化是怎么一回事，其实说到底也就是"物有所处""物归其位"。

例如，你有没有规定好家里放手机的地方呢？

我想恐怕大部分人都没有规定一个固定的场所。如果场所不固定，每次放手机的地方总是不一样，那当我们要用手机的时候，就可能找不到。无论是钱包、钥匙、工作文件还是寄来的账单、信件，到各种导线、文具，所有的东西都是一样的。

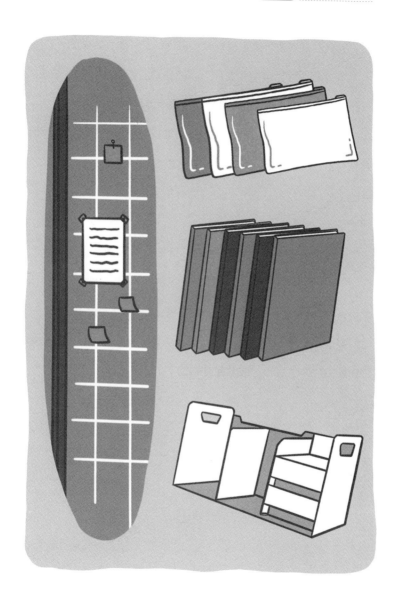

首先从彻底执行确定整理和放置场所这件事开始做吧。

不过要注意：资料和文件可不能这样。如果把它们全部放到一起的话，想用的时候反而找不到需要的信息，就只会徒增压力。

善于利用文件夹、文件架，不断地找到自己特有的"最佳规则"，这一点很重要。可以区分好紧急度和重要度，也可以按不同的工作规划分类。重要的是决定好整理分类的规则以及有意识地经常改良规则。

一旦感觉到稍有压力，例如，"这种分类方法有点儿不太方便""这个资料该放哪儿好呢"，在这种时候就可以暂时停下脚步，重新审视规则，去尝试更好的方法。

真正工作高效的人，都是在这样不断重复整理、分类的尝试和错误中找到适合自己的最佳规则的。

5

设定好找东西的时间限制

　　保证自己能够马上找到所需的东西和信息。这是调整状态最基本的做法。但是实际上当然会出现"那个东西去哪了呢"，而不得不四处找东西的场景。所以希望你一定要尝试规定好时间限制的方法。

　　当需要的东西找不到的时候，自律神经已经开始紊乱，人会失去冷静，情绪变得更亢奋。在这种状态下，就算找到东西也是没有太大效果的。

　　虽然只是"找东西"这么一件小事，但肯定还是调整自己以最佳状态来面对是最好的。所以你可以清楚地规定好找东西的时间，比如 10 分钟，并且规定 10 分钟之内没有找到就考虑替代的解决方案，然后重新出发。

规定好了时间之后，情绪自然会稳定下来，自律神经也开始平复下来。在这段时间内，就可以专心地找东西。

如果事先已经决定好了，万一没找到东西的时候就想一个替代的解决办法，也可以暂时性地预防因没找到东西而一直担心该怎么办的情况出现。

但是实际上，人想要专心做什么事情的时候，如果过多地考虑之后可能出现的情况，总是想"如果怎样怎样了，该怎么办"，或者是"如果接下来发生了这种事情，该怎么办"的话，就无法专注于眼前的任务。如此一来，眼下要完成的任务的质量就下降了。

所以在开始工作之前，建议还是先设定好时间，给自己创造一个能够专心工作的状态。这是非常重要的一点。

6

选择不拘束的衣服和鞋子

身体处于被衣服、鞋子紧紧束缚的状态，是引起自律神经紊乱的重要原因。衣服、鞋子的重要性超出我们的想象。

当然，本身体形比较瘦削，习惯穿着合体的人不用过于在意，但是对于一般人来说，如果穿着较为拘束的话，会让交感神经兴奋起来，破坏原有状态，其结果就是造成工作效率的下降。

在医生看来，领带除了会勒紧脖子外没有任何其他作用，所以不戴领带会提高工作效率。

现在服装穿着已经变得相当自由，如果必须系领带的话，建议稍微花点儿小心思。

例如，通勤时不系领带，并解开衬衣最上面的纽扣，让自己处于无压力的状态，到了公司之后再系上领带。为此也可以常备几根领带放在公司的储物柜里。这不失为一个好习惯。

午餐的时间和非会见客户的时间也可以松开领带，如此尽量地减轻压力，也可以进一步地调整好状态。

当然，也有些人会因穿着修身的西装，领带整齐而会觉得精神振作。所以我对这样的做法完全不否定，习惯这样方式的人照行其道即可。

但如果是感觉到状态不佳，"现在有点儿集中不了精神""疲倦感拂之不去"，就需要营造出无压力的状态，使身体得到恢复。

7

选择简单的服装

我从几年前开始就决定好，基本上衬衣只穿白色。这也是使随身携带物品最适合自我的做法之一。只要事先确定好衬衫选白色，西装选黑色，挑选衣服就变得非常的轻松，毫无压力。

我在特殊的场合，有时也会穿白色以外的衬衣，但是日常生活中，可以什么都不用思考，自动化（程序化）地穿白衬衣和黑西装。这并不是说就一定要大家选择白衬衣和黑西装，只是对有的人来说，选择衣服这一件事情本身就有压力，有时也会导致身体状态陷入紊乱。

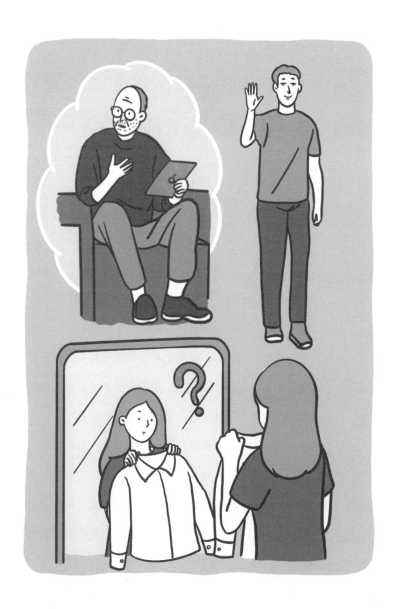

对于想穿时髦颜色、花纹的衬衣和西装的人来说，并不用在意这一点。但如果是和我一样，觉得每天早上选择衣服很麻烦，即使去买衣服，也不知道该选什么好的人，我建议就穿简单、基础的搭配就好，比如白衬衣和黑西装。

白衬衣和黑西装的话，无论什么颜色的领带都好搭配，无论去什么场合都是气派、得体的装束。

史蒂夫·乔布斯的黑色高领套头衫和牛仔裤，扎克伯格的灰色T恤衫和套头衫，这两位也总是穿着相同的服饰，人尽皆知。

我定好衬衫西装的颜色这一点，是因为清晰地区分了应该思考的问题和无须思考的自动化、程序化的部分。

对于以工作为首的重要事项应有仔细深入的思考，但是对我来说，"选服装"并不是多么重要的事。对于这种"无须过多考虑"的事情进行彻底的规则化和自动化，就可以有效减少压力。

这点对于在"需要思考的事项"倾注100%的能量，其帮助之大，其实是意料之外的。

8

天气不好的日子，穿戴亮色服饰吧

上文说到了衬衫和西装，这里再说说领带。

说到领带，确实无法每天都佩戴同样的，所以领带的选择这个问题就理所当然地摆在了我们面前。在这里我推荐的做法是，在天气不好的日子选择亮色领带。

颜色对自律神经有着巨大的影响，这一点已经被实验证明了。

明亮的颜色可以使交感神经更为兴奋，有着提高我们干劲的效果；相反，暗沉的颜色可以激活副交感神经，有着让我们心情平静的效果。

一般的情况是，下雨天副交感神经比较活跃，而交感神经不够活跃。关于这点，看看野生动物就很清楚了。一到下雨天很多动物就会在树木下或洞穴中悠然休息，这是因为生物体构造本身就是被这样"设计"的。

人类的这种构造也是相同的。下雨的日子交感神经活跃度会降低，副交感神经更为活跃，身体随之进入"休息模式"。

但是我们人类却无法下雨时就停工，所以需要有意识的刺激交感神经，打开"干劲开关"。因此，我们在下雨天可以有意识地选择亮色领带或者亮色衣物。

当然不仅是下雨天，在天色阴沉的日子里，不管是谁，都可能会有"不知怎么的提不起干劲""不想去上班"的想法，从身体的构造来说，会出现这种想法是很自然的。

这种时候我们不用以消极的心情开始工作，而是要有意识地刺激交感神经，使其活跃，对调整状态上而言，这是一个重要的方法。

9

丢掉多余的衣物可以提高专注力

整理身边事物时重要的一点，是扔掉不需要的东西。首当其冲的就是衣物。

如果打开衣柜，总是会犹豫不决"这件穿还是不穿呢"，这样的人我建议他（她）果断扔掉衣物、清理衣柜。

我们经常听到"人生是不断的选择"。这确实是事实。但是从自律神经专家的立场而言，"必须做出选择"这一活动除了带来压力别无其他。"必须做出选择"是扰乱自律神经，使状态变差的罪魁祸首。

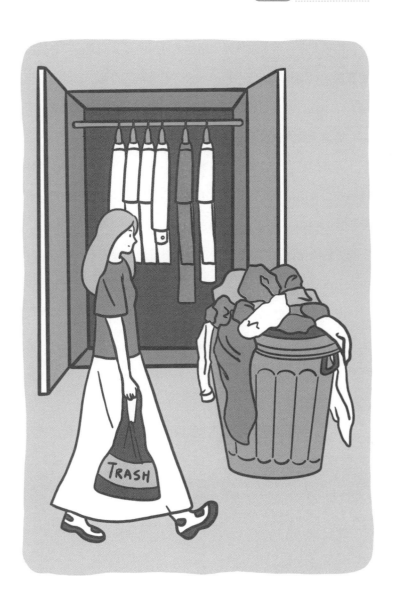

虽说如此，但人生就是不断地选择，所以我们有很多必须做重要决定（面对重大压力）的场合。因此，至少我们能够给自己创造一个在打开衣柜的时候神清气爽、毫无压力的状态。就此而言，扔掉多余的衣物无疑是一种好方法。

人体的状态说起来也很有意思，当我们状态好的时候，即使物品多少有点儿散乱，或者是不需要的衣物乱塞，也不会觉得太受干扰。但是当我们状态不好的时候，打开衣柜看到堆满散乱、不需要的衣服时，仅此就会变得心浮气躁、焦躁不安，一下子就失去了干劲。

所以，"明天有一个重要会议""要和不好应付的客户见面""要在很多人面前进行演示发言"——越有类似这种让人心情沉重的事项时，越是要整理好自己的物品，事先排除带来多余压力的可能性。

因此，果断地定期处理没用的东西不失为一个日常调整状态的好习惯。

10

保证余额充足

在出现问题之前，就做好应对预案。这是风险管理的基本做法，也是避免无谓地扰乱自律神经的一个预防措施。

作为一名医生，我建议的做法是，在"担心也许会发生这样那样的问题"之前就采取应对措施。

一个简单易懂的例子就是汽车加油。只要是开车的人，都会有这样的经验——有时候会感觉"好像汽油不够了"。从自律神经角度来说，有这种感觉的时候就已经是不合格的了。当我们产生"汽油不够"这种担心的瞬间，自律神经就已经受到干扰，无

法专心开车，从而加大了发生事故的风险概率。所以我的做法
是，在油箱油量少于四分之一时，就果断地去加油。

基于这种想法，我还给自己定下了这样的规则：钱包里如果
在 ×× 万日元以下，就一定补足，或是电子余额在 ×× 千日元
以下一定充值。这是因为我不想让自己去担心"如果钱不够了该
怎么办"，增加无谓的压力。

如果你仔细观察周围的人就可以明白，真正工作得力的人绝
对不会说出"我的钱不够了，请借一点儿给我"或者是"交通卡
的余额不够，你稍等一下"这样的话。这并不是说他（她）们的
收入高，而是提醒我们要经常留有余地、做好准备。对此无所谓
的人可能完全不会放在心上，但事实上，对于这一点的处理，会
让人们产生巨大的差距。

你也可以重新审视一下，自己钱包里，包括电子账户，在什
么样的时候该补充多少钱。

11

每天整理钱包

对于身边物品的整理，我的推荐做法就是每天整理一次钱包，这可能很让人意外。以前曾经有一本名为《会挣钱的人为什么使用长款钱包》的书成为热门话题。以医学的见解来说，对于会挣钱的人使用长款钱包这一点非常能够理解。这并不是出于可以放入更多钞票这一理由，而是因为长款钱包显而易见地更容易整理。

挣钱的人或者说穷究其道的人无论是有意识还是无意识，都很善于将自己的行为和习惯调整得更加合理。

例如在商店买东西要付钱的时候无法顺利找到整钞、零钱，颇费了一番功夫，或是钱包里的卡片想拿出时不顺手。出现这种压力的时候，他们不是对此类问题放任不管，而是思考该怎么样顺利解决，如何让行动变得更合理，如此持续地进行改进。

就我的想法而言，如果这么去思考的话，使用更易整理的长款钱包就变得理所当然了。日常支付无现金化也是一个好办法。

无论是否使用长款钱包，为了让钱包、车票、信用卡类的使用更加方便合理，建议一天整理一次钱包。拿出不需要的收据，将钱币摆放整齐，检查确认是否需要补充，检查钱包内是否放入了必用的卡，是否放入了不用的卡，并确认其现有位置是否最佳。

仅仅只是做这么一点小小的整理，你的生活现状也会发生改变。

生活现状发生改变，也就是自律神经的状况发生改变。这也就意味着你的状态得到了更好的调整。

12

回家之前记得整理桌面

本章前面的部分已经讲了整理身边物品的各种方法，可以将这种收拾、整理、合理化的事情，在每天离开单位之前进行并形成习惯。

说起来就像是宣示一天工作结束的一种仪式，一边整理桌面、包包、钱包等，一边让身体慢慢从上班模式转换为下班模式。用平静的心态来整理身边物品，自然而然交感神经活跃度会下降，副交感神经开始活跃。仅仅通过保持这个习惯，也可以实现充分调整状态的效果。翌日清晨来到公司时，看到自己的桌面收拾整齐就不会感受到多余的压力，从而顺畅地进入工作状态。

前面说到，如果精神和身体状态良好的话，即使周围多少有点儿杂乱也不会在意，能够专注工作。但如果到公司的状态是"早上一起来感觉没什么精神""吃早饭时和家人有点儿小拌嘴""在通勤时的满载电车上遇到了不快的事情"等，只要状态稍微受到干扰，那么桌面的零乱就会带来超乎想象的精神压力。如此一来，自律神经会进一步被扰乱，这一天的工作质量就会降低。

所谓每天的状态，其实就是这样一些小事的积累。在身心状态良好的时候，原本也不需要如此在意调整状态的。在状态不好的时候，更要做到不被影响，高明地调整自律神经，发挥与往常无异的能力——这才是体现状态调整差距的地方。

第 **2** 章

时间整理法

体会不同时刻的身体变化

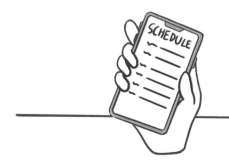

13

不浪费上午的"制胜时间"

与调整状态同样重要的是利用好"制胜时间"。原本我们的时间里就有高度专注的、适合思考的时间。这个时间就是上午。

很多人的上班时间是九十点钟。从这时起到午餐之前，是专注力最高，最适宜进行思考、创造性作业的时段。

直截了当地说，如果把这段决定成败的时间用于收发邮件、参加不重要的会议，那就是在浪费时间。

如果想要提高工作质量和效率，就应该重新审视"身体状态"与"工作内容"的匹配度。如果无论如何也得在这个时候收

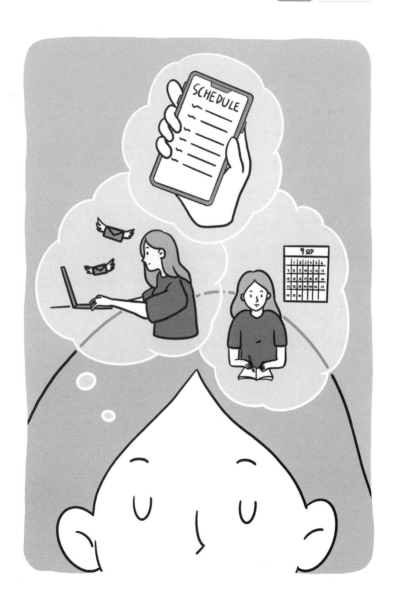

发邮件，可以只浏览一遍所有邮件，集中处理必须立刻回信的重要邮件，其他的邮件可以放到下午。

此外，将宝贵的"制胜时间"用来考虑"接下来该干什么"，也是浪费时间的做法。

我们至少应该在前一天就想好要做什么，保证自己一旦进入"制胜时间"就马上可以开始工作。这是关键。

重要的是，整理好自己工作内容的种类、层次、重要程度、紧急程度。在制胜的关键时间之前都保持程序化，不需用脑的状态，那么当我们进入实际的工作之后，就能够做到专心致志，100% 地发挥脑力。

拥有了这样的习惯，工作的成效会大不一样。

14

午饭后的两个小时可以舍弃

与上午的制胜时间完全相反，午餐后的两个小时，可以看作是几乎无法工作的非机能性时间段。

自然界里的动物在进食后就躺下休息，这是一种天然状态。因为这是消化食物的时间，身体会全力完成这一工作。如果违背这样的身体机能，想要高效率地工作或是提高专注力，是徒劳的。

这个时间段最重要的就是舍弃。反正也是无机能时间，干脆利落地放弃为好。"想要专心工作却毫无进展""想要更高效的工

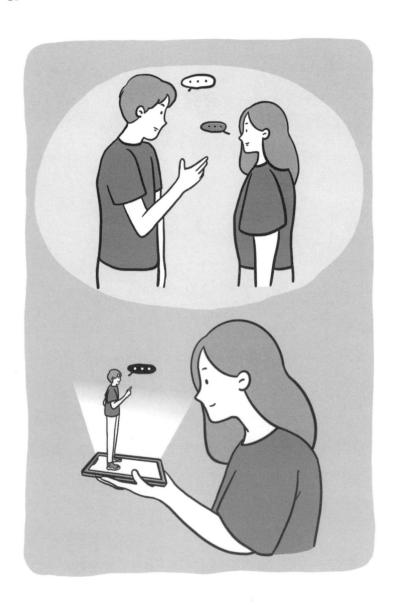

作，可是却犯困"……这类想法反而会带来压力，扰乱自律神经。与其感受无谓的压力，不如干脆放弃，做一些简单工作，比如利用这个时间做一做之前提到的收发邮件也不错。

如果想利用这个时间，与人会面是一个好的解决方法，安排视频会议也不错。在和人交谈的时候，人的交感神经就会变得活跃，身体开始趋向活动性。也许一开始的时候没有什么精神，但是在和别人聊天的过程中，会逐渐变得专注起来。这种经历谁都有过吧。从自律神经的机能来说，这其实是很自然的反应。利用好这一身体机能，可以有意识地把洽谈、会议等安排在下午一点到三点左右。

对于能够根据自己的时间来安排工作日程的人，特别推荐试试这一方法哦。

15

利用好下班之前的专注力

我们看足球、橄榄球比赛的时候会发现，赛事结束之前，场上的运动员很明显的会专注力高涨，并且有更积极的进攻。按理来说，此时运动员在肉体上、精神上，都已经很疲累，但是因为比赛快要结束了，人反而会更加兴奋，更专注。所以充分利用好结束之前的专注力是一个很好的办法。

在下班之前的一个小时就想好"还有一个小时，把这些活给干了"，然后重新鼓足干劲，进行最后冲刺（对于居家办公来说，也同样有效）。甚至有的时候能比早上的制胜时间更专心。

最不好的状态是加班或者是居家办公，这类工作没有确切的结束时间，状态差是理所当然的。人们常说："没有截稿时间期限的稿子是写不完的。"想要 100% 地发挥自己的能力，巧妙地给自己施加压力很有必要。

过多的压力当然不好，但如果是过于放松的环境和精神状态，觉得"干不完也没事，只要加班就好了"，反而会增加疲倦感，工作的效率也会下降。

在我们熟知身体机能的基础上，如果想要做到更有效的时间管理，首先的一点就是不浪费早上的"制胜时间"。其次是午餐后的两个小时是非机能时间段，可以安排常规工作或与人会面，无须期待工作效果。然后是工作结束之前的一个小时，再一次鼓起干劲，下定决心完成一些工作。最后，在完成之后记得收拾桌面，结束一天的工作。

以这样的意识安排一天的时间，你的工作效率定会显著不同。

16

区分内容性和时间性工作

前面说到了"设定时间的最后期限很重要"，设定时间最后期限的重要性是毋庸置疑的。不过我们需要记住，工作有两种，一种是按内容来分类的，一种是按时间来分类的。

您也有那种"相较其他，最需要重视质量的工作"吧。比如我，在写书稿或论文的时候，如果过于赶时间，质量会因此变得粗糙。

以内容质量为上的这类工作，如果也在截止时间之前的一个小时搞什么"一定要再写完 10 页"之类的要求，那么内容的整体质量会下降。所以，无须去用时间来要求本应按内容来分类的工作，而是应当充分利用早上的制胜时间来完成此类工作，则会更容易达成设定目标。

另一方面，资料整理、文件确认等不那么需要专注力，无须过多考虑质量的工作。这类工作很适合在下班前的一小时来完成。

我通常是在工作结束之前的最后一个小时内完成这种时间性的工作。这种时候工作，精神高度集中，听不到周围任何干扰的声音，其结果往往是工作的进展超乎想象，而这类工作如果在午餐后的无机能时间内做，只会拖拖拉拉、毫无进展，失误也变多，最终出现最差的结果。

所以请一定要全盘把握自己的工作，明确区分内容性工作和时间性工作。这样的话，你的时间管理概念会焕然一新。

17

雨天专注力下降，可以多增加休息间隔

在时间管理方面，细分时间是基础操作中的基础。可以运用到这样的方式，不把整个上午当成一整个时间区块去使用，而是把它分成两个或三个区块，再决定每个区块做什么。

一般而言，人的专注力只能持续 90 分钟左右。无论状态多好，如果超过 90 分钟持续不间断地工作，那么专注力和效率都会大幅降低，这点是确定无疑的。这就意味着在 60 到 90 分钟的时候一定要休息一下，调整好状态之后再继续工作，这样会更有效率。

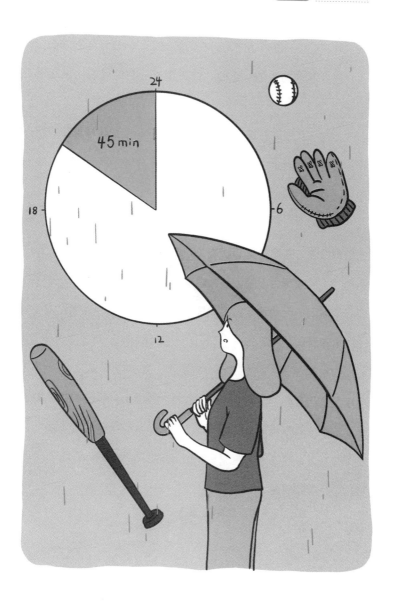

建议还没有养成将时间分块习惯的人尽快使用这个方法。

在此我想再说的一点是，在下雨天要将时间区块设定得更短些。

我在担任了职业棒球队的训练顾问后，就建议棒球队在雨天缩短设定的训练时间——实现"只有 45 分钟，就专注、有效训练 45 分钟"的效果。

如前所述，在雨天，身体的活力开关不易开启，专注力也容易变得散漫。在这种身心状态下，如果还是按照平时的时间安排活动，不仅效率会下降，还会增加运动员受伤的风险。所以我们有必要在雨天大胆地缩短时间块，确立尽量在较短时间区块内专注做事的意识。

如果想要 100% 发挥自己的能力，即使是商务人士，也应适应天气和身心状况而改变时间安排。在雨天、疲倦不堪时或者是发生不快的事情等专注力下降的日子，我们可以试着改变时间安排的节奏，短时间内更加专注，多增加休息间隔，以此进行调整，顺利攻克难关。

18

吃饭时也可进行的专注力训练

可能有点偏离时间管理这个主题，但我想说一说专注力的训练方法。

追根究底，当我们说到专注力散漫的时候，实际上指的是这么一种状态——老是想着眼前事物以外的事。也就是说，如果反过来，养成只考虑眼前的事物这么一个习惯的话，我们的专注力就会逐渐提高。

比如在我们吃饭的时候，用筷子夹住胡萝卜，这个时候我们可以在心里面提醒自己："现在我正在吃胡萝卜。"在吃饭的时候，喝水的时候，刷牙的时候都可以这样做。无论何时，都在心里郑重其事地提醒自己："现在我正在做 ×× 事情"，从而让自己专注于这个行为，这也就是所谓的"正念"思考方式。

其实这种训练方式也存在于外科医生的训练中。一个外科医生，如果不能专注于眼前正在发生的状况，手头正在进行的行动，就很容易会造成意想不到的错误，而且这种错误往往无可挽回。所以我们平日就要掌握这样的技能，即使有各种要考虑的因素或者是诱惑，也要专注于眼前的事物。

一般觉得自己没有专注力的人，一言以蔽之，就是习惯性地想太多了。但是对人来说，要做到什么都不思考，进入无他的冥想状态是非常难的，所以可以从日常生活中开始，对"现在正在进行的动作"有所意识。坚持养成这个习惯，专注力就会自然而然形成。

19

周五晚上就准备好下星期的工作所需

如果被问到，为了取得更高的工作效率，最重要的是什么？我会毫不犹豫地回答："准备！"

越是优秀的外科医生越会进行细致周到的准备。在 NHK（日本广播协会）的系列纪录片《行家本色》（又译作《专业的作风》）中出镜的世界级儿科外科医生——山高笃行医生也说过："准备占九成……在手术开始之前，结果就已经决定了"。

反过来说，如果只是敷衍应付，不进行事先准备的话，会是极其扰乱自律神经、降低工作质量的做法。

所以在此我想推荐的方法是，在周五晚上，对下个星期的事情（即使只是大体上）进行事先设想，情景模拟，并准备好所需要的物品。

如果周二有会议，那是否准备好了用于会议的资料？如果要在会上发言，是否归纳好发言提纲，做好练习了呢？如果周四要与重要的人会见，到时应该带什么东西去？事先牢记哪些内容、信息？说什么话会让对方高兴？

这些都要考虑到并应做好事先的准备。

如果还设想好可能发生的问题、困难，并进一步做了万全的准备，那么当天就不会出现慌慌张张、扰乱自律神经的情况了。

就我本身的情况而言，我不仅是医生，还有运动员保健医师、顾问、媒体节目参演等各种各样的工作。在周五的时候，我都会模拟和设想好下一星期的流程，并做好必要的准备。为了顺利且高质量地完成这些工作，这样做是必不可少的。

就像在手术开始之前，结果就已经决定了一样，上个星期五晚上的这个时间点，就已经决定了接下来一个星期的成功与失败。

20

将截止日期设定为提早一个月

至今为止，我写了几百篇论文、邀稿，从未出现逾期交稿的情况。这的确是值得我骄傲的一点。

为什么我能做到不逾期呢？说起来其实是很简单的一个做法，就是设定一个自己的截止日期，比真正的截止日期提早一个月。不过请不要误会我的意思。设定提早一个月的截止日期，其目的与其说是为了不逾期，倒不如说是为了确保工作质量。专注力下降，理所当然会导致工作质量不佳。正如前述，下降的原因是出现了"眼前工作之外的且必须思考的问题"这种状况。

说到这里想必您已经明白了。

"快到截止日期了"——这种情况本身就会导致专注力的降低，以致工作质量的降低。原则上来说，工作质量与在其上花费的时间量是成正比的。不过这个时间并不是指被催促而仓促完成的工作时间，而是时间充裕，能从容地以良好状态应对的工作时间。

提前一个月完成，就意味着到真正的截止期限之前，还有反复打磨、精益求精的时间，也就是有充分的余裕时间，以良好、从容的状态应对工作。

工作的种类因人而异，所以所谓一个月也只是一个大致的标准。把提前时间设定为一个星期也好，两个星期也罢，只要设定提前的截止日期，确保有在良好状态下应对工作任务的时间就好。

这是非常重要的一个时间管理的方法，如果能实践这一方法，无疑就会提升工作效率以及周围人对自己的评价。

21

发生突发事件时，立刻取消下一个安排

无论什么工作，难免会出现发生突发事件，很多时候还必须面对需要马上处理的紧急事务。紧急的工作，越是忙的时候就越会跑出来。那么在这种时候，首先要做的事情是什么呢？无疑就是取消下一个安排。

既然是紧急的工作，那就意味着它必须马上去完成。如果是可以推迟的工作，那么只要记得迟点儿再做就可以了。对于紧急程度高、重要的工作，我们应以最佳状态来应对。在这种紧要关头，扰乱专注力、诱发差错的就是去思考"下一个安排没问题吧""什么

时候去来得及呢"。

为了专注于眼前的任务，我们首先应该做的就是取消下一个安排，联系相关人员，告知取消。

例如对于医生来说紧急的工作就是急诊病人。当急诊病人被送来，医生必须马上应对，紧急情况就是如此。

一旦发生这类的紧急事态，我会马上取消原定的下一个安排，并立刻通知对方。本来就没有时间去犹豫和考虑"我能否赶上下一个安排""取消还是不取消"，因为如果以这样游离的精神状态开始工作，很可能会犯下无可挽回的错误。

因此，为了调整好自己身体的状态，发挥 100% 的能力，干脆利落地取消原定的安排吧——这是发生紧急情况时，我们应该具备的意识。

22

越是大问题越要往小里想，反之亦然

调整好自律神经，一直保持良好状态的秘诀，就是大问题往小里想，小问题往大里想，这是我的一个观点。

当然，无论是谁都会有面临大难题的时候——"因为自己的过失，搞不好造成几千万元的损失""惹怒了重要的客户""这个申请如果不通过的话，整个项目就完了"……类似的问题也有可能发生在你的身上。

一方面，越是发生这种大问题的时候，越需要清晰的头脑和冷静的判断力。正因为如此，首先要做的就是必须调整好身体状态。

做一个深呼吸，喝一杯水，即使勉强自己也要露出笑容，用满不在乎的语气说："哎呀，真是头大啊！"——正是需要以这样的态度来面对。

面对重大状况的时候，表现得慌慌张张或者是大声训斥别人，摆出一副过于严肃的表情的人，是无益于事情解决的。这样做并不能调整好自己的身体状态（不仅不能，还会使自律神经陷入混乱），要做出精准的判断也就自然变得不可能了。

另一方面，像是"不能马上找到需要的文件""稀里糊涂地参加了一个没有意义的酒会"，越是这类日常性的小错误，越不能轻描淡写、置之不理。

轻视日常性的小错误并且放任不管的人，其结果是会频繁扰乱自己的状态，导致在平常工作中无法充分发挥自己的能力。这正是不可忽视的大问题。

所以越是大问题，越要往小里想；越是小问题，越要往大里想。请记住这一点。

23

利用好通勤时间

有效利用好短暂的通勤时间，是灵活运用时间的王道。

近来只要坐上电车，九成以上的人要么刷手机，要么玩游戏。我并不认为刷手机或玩游戏本身是不好的事情，重点是有计划地去做事情。

如果你已经计划好"用这 30 分钟的通勤时间，好好玩一把晚上玩不了的游戏"然后埋头游戏，那么可以说，这就是有效的时间用法。如果是有意识地去做事，发朋友圈也好，看一看网络新闻也好，都没关系。最不可取的就是漫无目的地玩手机。

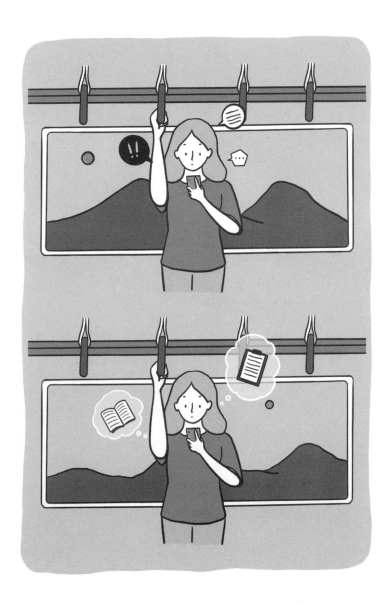

如果想要利用好时间，可以先计划好通勤时间要做点儿什么并付诸行动。

以我为例，我是规定自己把通勤时间作为学习时间来使用，有时候看看书、论文，有时候检查自己写的稿子。此外，决定好了要做什么事情，自然而然就定好了要带的东西，所以可以从前一天开始做准备，从坐上电车或出租车的这一刻开始，就能够毫不浪费地用好通勤时间。

说到这里请不要误会，我丝毫没有"做到不浪费一分一秒，所有时间都安排得满满当当"的意思。通勤时间也可以计划用来小憩，或者是看看风景。不过漫无目的地去做事和有意识地去做事是不同的，它们会带来巨大的差异。计划休息的时候就休息，计划玩的时候就好好玩，这其实是非常重要的。

24

美好假日的诀窍是制订"悠闲"计划

真正的度假方式因人而异。有的人工作日忙忙碌碌，到了假日就全心投入运动中，比如参加马拉松比赛、滑雪等；也有不少人假日是一直睡到中午，懒散度过。

顺便说一下，与完全放松休息相比，我选择的是尽量做一点儿工作，让休息日和工作日没有什么差别，这是适合我自己的调整方法。

并不是说哪种方式好，哪种不好。不过对于一整天都懒散度过的人，只有一点要注意，就是不要后悔，比如老想着"今天又

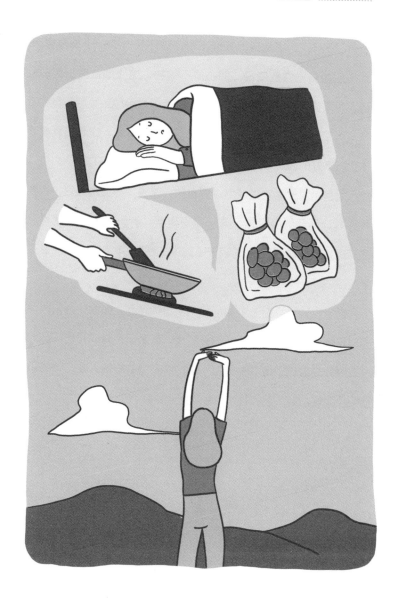

浪费了一天"。扰乱自律神经平衡，破坏状态的一个重要原因，就是后悔自己懒散度日，使心情不愉快，这比懒散度日更成问题。如果休息日一整天都闷闷不乐的话，就会导致睡眠质量的下降，第二天早晨的状态也会随之变差。这样一来，工作日就在身体状态不好的情况下开始了，从而形成一个恶性循环。

尤其是对于喜欢懒散度过假日的人来说，即使是假日，也要做到有计划地缓慢度过，这一点很重要。有一点点计划就可以了，例如提前对自己说："明天睡到中午吧""下午散步顺便去买个东西""至少晚饭自己做，好好吃一顿"等等。

说来也就是订立一个如何悠闲度日的计划。如此一来，即使同样是懒散度过，不仅不会觉得后悔，甚至还会有成就感，因为是按照计划度过了懒散一天。不再抱着不快的心情入睡，睡眠质量相应变好，第二天的状态也会焕然一新。

25

不刻意区分工作日和休息日

对于调整状态而言，适度休息是绝对必要的，不过从医生的立场来看，也不能断言说每星期休两天就是必需的。

就我个人而言，如果有一个完全休息的日子反而会打乱节奏，在假日结束后会无法顺利进入工作状态。正因为考虑到这样的自己，所以我几乎没有过一个完整的假日，即使是假日也会去医院或研究室看看病人的情况，确认一些必要的文件，工作上一两个小时。

对这样的做法，有的人可能会惊讶："医生，你完全不休息

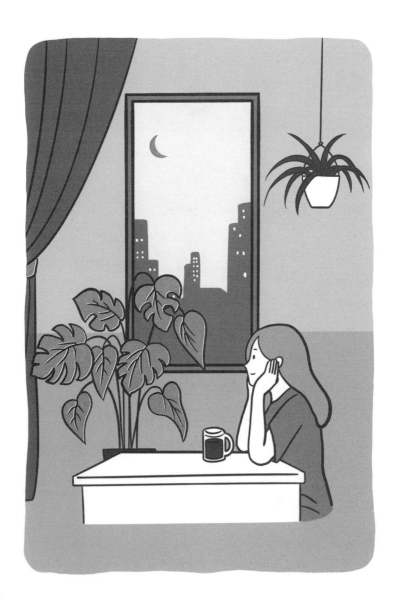

吗?"但实际上这么做只是更适合我自己的节奏,更容易让自己保持良好的状态。所以重要的是找到适合自己的最佳平衡点,好好思考最佳的休息方式是什么,在调整状态方面如何做好工作与休息的平衡。

过于忙碌也确实不好,这样会扰乱自律神经,导致工作质量下降,但是不能因此就觉得解决的唯一途径就是增加休息日。

每个公司的情况当然会不一样。可以在可能的范围之内多摸索,找到对自己来说工作与休息的最佳平衡模式。比如,一星期里有两天提早下班回家,或是下午安排放松一下,去去健身房,或是外出跑业务时抽点儿时间在咖啡馆休息一下。

找到适合自己的节奏,即使是完成相同的工作量,对于疲倦、压力的感受也会发生显著的变化。

26

生活发生变化时，主动培养新习惯

随着新冠肺炎疫情的发展，想必很多人的生活习惯也彻底为之一变。现在经常听到这样的情况：远程工作增多，时间的使用，度过每天的方式，与之前完全不同。

生活节奏发生变化是状态调整的劲敌，仅此就会使自律神经变得容易混乱。如果基本的生活方式发生了变化，要完全恢复到以前一样的生活就很困难了。这个时候你可以尝试的方法，就是建立适应变化的新习惯。比如每天早上 5:30 起床；晚上睡前

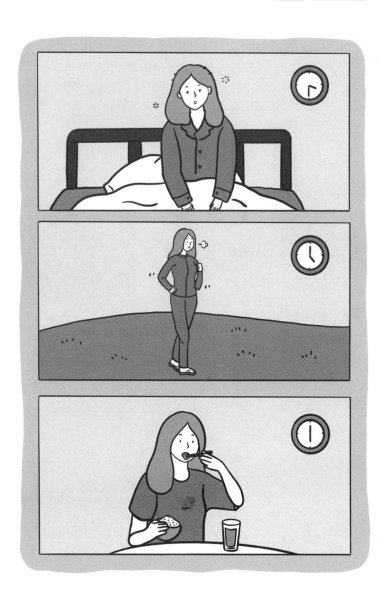

读 10 分钟左右的书；练习正念；一天花 5 分钟收拾房间里的一角……

什么样的习惯都可以。这种在之前的生活节奏下难以实现的，但是按新的生活时间可以做到的事情有很多，所以不用勉为其难地维持固有的生活，而是要学会培养自己新的习惯。这样的意识很重要，可以帮助你重新建立自己的生活节奏。

实际上，自从新冠疫情发生之后，我就养成了一个新的习惯，每天早晨 4:30 起床，5:00 开始散步一小时。总是走相同的路线也很无趣，所以每天还会改变散步的路线，然后在 6 点左右回家，再吃早饭。

客观环境导致生活习惯发生了变化，这是一种无奈。但是我们自身的状态不能因此而陷入混乱，而是要主动创造新的节奏，采纳新的习惯，这是很重要的一个认知。

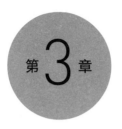

第 3 章

人际关系整理法

断绝无谓交际，让生活更舒适

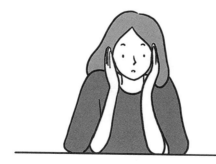

27

不出言评价别人

心理压力会导致身体状态不断变差，压力的九成在于人际关系，所以对于状态调整而言，改善人际关系也是不可缺少的。

这里我想推荐的做法是——不出言评价别人。有相当多的人是通过说别人的坏话来发泄平日的不满，长远来看，这样的人有更多的精神压力，状态更容易陷入混乱。

从数年前开始，我就给自己规定了这样的做法：当谈及某人的话题时，一定要说"不太清楚""不太了解"。这个事先明确的规定是非常重要的。

如果不欣赏这个人，那么无论怎么掩饰着表达，也会变成坏话或严苛的评价。如果勉强自己，尽力去赞扬，又会给自己带来心理负担。

以前我也想着尽量去赞扬别人，当然，如果衷心觉得优秀的人，表扬的话没有问题，但是对于内心觉得"这个家伙不行，是怎么也喜欢不起来的人"，要勉强去称赞也会给自己造成压力，毕竟我也不是圣人君子。

所以说，说自己不喜欢的人的坏话，当时会心情很好，但是很多时候，之后会带来麻烦，或者觉得自己说过头了感到不快。无论是以上哪种情况都会带来精神压力，所以我决定，我的态度就是"不认识""不了解"，绝不出言评价别人。这是从我的经验而言，有利于调整自律神经的最好应对方法。

28

贯彻"不看、不说、不听"的方针

人际关系上产生的压力，是因为交际对象存在而产生，极端一点来说，自己对此是无能为力的，因为对方会凭自己的心意去说一些让你不高兴的话，给你带来多余的压力。

假设你对此做出某种反应，比如反驳对方或者进行各种说明，试图解除对方的误会，或者找借口辩解等等，这么做是否真的能解决问题呢？你的压力是否得到了些微减少呢？恐怕是做不到的吧，因为这并不是能够通过自己的行为去改变的事，所以才要贯彻"不看、不说、不听"的方针。

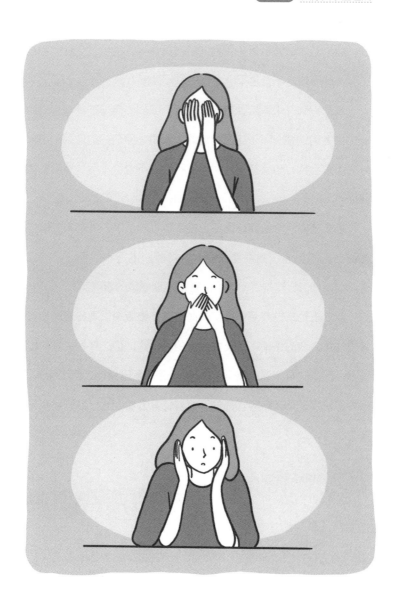

所以基本做法就是无论别人说自己什么，无论发生什么和自己有关的事情，不看也不听，当然也什么都不说。

当意识到并采取这种做法的时候，我们的自律神经就会得到一个巨大的调整。对于自己身边的人和事，即使只能做到一小部分而不是全部，也请认识到保持"不看、不说、不听"态度的重要性。

很多艺人、明星会在网络上搜索自己的信息，其结果只能是扰乱自己的状态。刻意地去看，去打听，进行不必要的评论发言，那么他的自律神经陷入混乱就是顺理成章的事情了。

我过去也有过参演电视、广播节目，出版书之类的活动，也曾很在意大众的评论，社交媒体上的评价等，但这样做只是徒增压力。想到这样带来的非积极影响，近来我已经什么都不看了，因为无论那是什么内容，都并不值得特意去看，它只会破坏我当天的状态。

29

社交软件是扰乱自律神经的 "元凶"

近来，日常使用推特、脸书等社交软件的人越来越多了。通过这些社交软件，人们可以轻松与人联系，了解朋友近况。从这个意义来说，设计软件是非常便捷的交流工具。但一个不可忽视的事实是，很多人因为看了社交软件上熟人、朋友的发布内容，自律神经陷入了混乱。

很多人通过在社交软件上展示——"看，我很厉害吧""我有着这么精彩的体验哟""我和这么有名的人在一起呢"——这样的

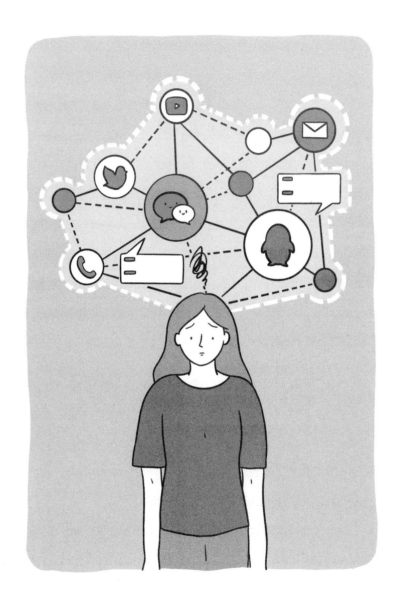

动态，从而达到一种满足自我展示欲的目的。也许展示的本人因此而得到了满足，但是看到这些动态的人，可能会感到不快，或是产生某种焦虑。因为大多数人都觉得自己的日常生活并不精彩，看到此类动态后，难免会觉得郁闷或嫉妒。

当然，我并不是完全否定社交工具，只是从医学角度来说，它们完全可以被看作是扰乱自律神经的"元凶"。

社交软件如果只是被用来发信息，作为一个纯粹的交流工具，那么享受这一功能，没有什么问题，但是如果过于在意他人的动态，因此扰乱了自律神经，影响了自己的状态，那么就有必要审视一下与社交软件的距离。因为一旦开始使用社交软件，就一定会在上面花费时间，如果还让自身状态陷入紊乱、工作效率降低的话，那就太不值当了。

所以，与其被这样一些无谓事情扰乱自己的状态，还不如以自己最佳的状态推进眼前的工作，这样的话你就能获得更有价值的"人际关系"。

30

带着明确目的去聚会

"为什么我会参加这个酒会？""如果没参加这次聚会就好了！"谁都有过这种后悔的经历吧。

参加无聊的聚会，已经足以让人"压力山大"，如果再加上过度饮酒，更会让人状态崩坏，这样的情况绝不少见。在这种情况下，最重要的是思考并最终回答好这样一个问题："我参加这次聚会的目的究竟是什么？"

对于同事邀请的聚餐不怎么愿意去，但是想到"总是拒绝也不好吧"而偶尔参加，这是人之常情。这时候，为了和同事保持良好的人际关系，偶尔也要参与，参加聚会的最大目的就是显示出这种积极姿态，也就是说，之所以去，是为了让人觉得自己不是一个难相处的人。

这样带着明确目的去参加，与抱着模糊不清的想法去参加，两者所感受到的精神压力是完全不同的。

因为原本的目的就是为了让别人不觉得自己很难交往，所以这个聚会无论是开心还是无聊，都没有什么关系，也不会有太大压力，因为你已经充分实现了参加聚会的目的。

人际交往本来就是很麻烦的事情，也是精神压力的一个重要来源。单位同事的聚餐、与客户的商务会餐等让人觉得麻烦的聚会确实非常多，正因为如此，所以我们需要对其明确区分：如果可以实现自己某种特定的目的，就参加，如果不能，就不参加。

31

隔天再答复聚会的邀请

虽然已经接收了聚会的邀请，但是随着日期的临近，又会陷入某种犹豫，可能每个人都有很多这样的经历吧。

到了聚会的日子，从早上开始就会不断自言自语："真麻烦啊，要不要临时取消？不行，这样是不是也不太好呀？"这样子，聚会反而成了一个大麻烦。

实事求是地说，这样的一天会是状态最差的——专注力下降，无论做什么都提不起热情。这里最大的问题就是，尽管回复了参加聚会，但是内心却并不坚定。如上一节所述，对于聚会犹豫不决时，如果觉得可以实现自己某种特定的目的，就参加，反之就不参加。

那么一旦决定了参加，就是决定带着某种目的前往。如果已经决定后，还感到犹豫不决，就说明对这个目的还有犹豫。所以为了避免出现这种情况，可以规定自己第二天再答复参不参加。

在受到邀请参加聚会、酒会、聚餐的时候，我一直都是这么做的，就是绝不当即答复，而是最少考虑一天。

如果在当时随口答应，或是按当时的感觉立即回复，在事后大抵都会感到后悔，而事后取消的一个直接后果就是给对方增添麻烦。

所以无论对于什么样的邀请都应仔细考虑这些问题——真的值得去吗？参加的意义和目的是什么呢？然后再决定参加不参加。这样的话，就会坚定自己的决定而不会后悔。

深入思考意义和目的之后再做出的决定，是不会再动摇的。

32

不轻易答应，能减轻精神压力

每个人在生活中都背负着一定的精神压力。稍微留意一下我们会发现，精神压力有两大特征，一是归根到底由自己造成，二是总以相同形式反复出现。

在公司上班时面对一个合不来的上司，日复一日，导致压力不堪重负。这种情况很是常见。

客观而言，很多人对上司都会满腹牢骚，但是真正的问题难道不是自己对待上司的言行吗？

比如，面对上司"今天把这些活干完"的要求，你可能会

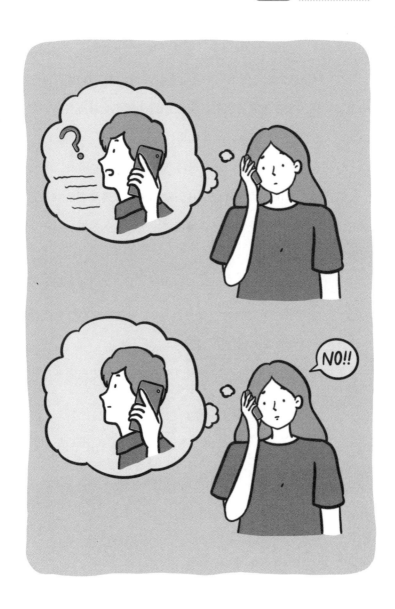

想："今天的工作早就安排满了，要把这新活儿也完成，实在做不到啊！"想是这么想，但结果还是什么都没说，把工作接了下来，一直加班到深夜才干完。当然，近来加班也是不太被允许的，所以有的人会把活儿带回家，义务加班。

想想看，同样的事情，是不是在不断地反复发生呢？

造成压力真正的原因就在这儿。对你来说，最重要的并不是讨好上司，而是毫无压力、心情愉悦地把工作做到最好。请一定不要忘了这个前提！

所以这时候不妨直接说："现在事情好多我忙不过来，今天之内恐怕完成不了，明天的话应该可以"。如果这样还有什么问题的话，那么就到时候再想办法就行了。

不轻易答应，而应尝试先说出自己的情况。一点点的改变也好，请务必认识到这一点。

33

断绝需要以忍耐来维持关系的人脉

搞商务，人脉很重要，这确实是一个事实。然而不仅限于商务，"有多少人脉""属于什么样的群体""能够凝聚多少人"……这些因素在今天可以说决定了一个人的价值。这样的倾向是很明显的。

但是另一方面，把重心放在塑造人脉、打造人际关系网，同时给自己带来巨大压力的人也不在少数。

就重新审视人际关系这点而言，希望你一定要问自己一个问题，即："这个人脉是否如此重要，以至于让自己背负压力，甚至

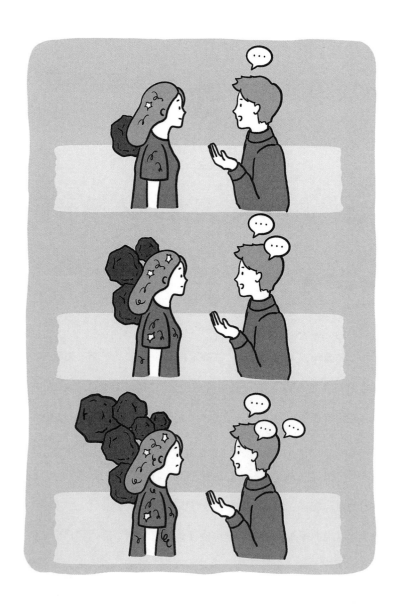

状态崩坏也在所不惜？"

从我的经验来说，"需要以忍耐来维持关系的人"和"需要背负压力来维系的人际关系"，并不能带来真正意义上的益处。他们只能是破坏你的状态、降低你的工作成效的负能量，这样的人和人际关系是怎么也不可能让你的人生变得更好的。

或许有很多因素导致你无法干脆利落地与他们作出切割和停止往来，但是至少在你的意识里边要弄清楚——"真的有必要和这个人继续维持来往吗？""这个团体或人际网对我来说是真的需要吗？"

社会上有很多人坚持认为扩展没有意义的、没有价值的关系，能够让自己的人生舞台更上一层。但是其实真正重要的并不是人脉的广度和人际网的大小，而是这些是否能够帮助你提高。

34

不过分执着于被认可

虽然很想得到上司的认可，却一切徒劳。很多人为这种情况而烦恼、痛苦。遇上这种情况，首先应该做得就是——放弃。

当然，如果是可以把"无法得到上司认可"这一情况作为契机，从而发生变化，更加努力的人，那当然无所谓。但是很多想得到认可却不得赏识，无法以此为激励更上一层楼的人却陷入了消沉和烦恼。从自律神经角度来说，这样的情况下，无论是交感神经还是副交感神经都因此而处于下降的状态，身体无法产生向上的能量。

这种时候我们需要做的是——如果得不到认可，那么就就此放弃吧。因为想得到认可而得不到的这种精神状态，是造成压力的罪魁祸首。不如放弃希望得到认可的这种想法，调整自己的状态，集中精力地平静工作，这样反而能提高工作成效。

不过这里有一个关键就是——绝非完全放弃，而是部分放弃。

如果在这个领域无法得到认可，那就在其他领域加油，得不到这个人的认可，那就争取得到别人的赏识。放弃一个方面，而将重心转移到其他方面，这点是很重要的。

无论是谁都会在意别人的评价，但是如果过分执着于对自己不认可、不赏识的人或事，就会导致自律神经紊乱，工作成效下降，最终落得个自身价值降低的结果。

35

这样的"自尊"有百害而无一利

"伤自尊了！"时不时听到有人这么说，那到底是怎么受伤的呢？

其实很常见的一种情况是：所谓的"自尊受伤"就是没有得到自己所期望的评价和对待，因此表现出了愤怒、嫉妒等。

虽然看上去好像是在"自我尊重"，但其实真正在意的是他人的眼光，自己在他人眼中的形象，他人是如何评价、对待自己的。对自律神经来说，这样的"自尊"是有百害而无一利的，还是抛弃为好。我经常说，这样的"自尊"就像是癌细胞一样，如果不彻底割舍掉，就会被它不断地侵蚀身体。

这样的人很在意周围的其他人，但却没有活出真正意义上的自我。

比如，如果上一次工作完成度达到了 60 分，而这一次达到 70 分的水准，那这次的表现就很不错了，可以感到开心。或者是上一次是 80 分，而这次是 70 分的话，那就需要反省，努力争取把下一次工作做得更好。这是我们普通人的思维方式。

但同样的，有些人却在工作中背负巨大精神压力，不断要求自己达到 100 分，120 分，甚至导致精神失调。但即便如此，出于"自尊"也绝不肯降低要求，因为这意味着在别人眼中的评价下降。

但这真的是你所追求的人生吗？抑或只是自尊束缚之下的自卑呢？

抛掉这种虚伪的"自尊"，你可以看清很多东西。不考虑周围人的眼光，而是面向自我、专注自我，就能够尝试以平静的心态活出自己真正的人生。

36

与人交往时想想对方的经历

每天辛勤工作，有些日子难免会觉得"有点儿不舒服""心情不好""没有什么干劲"。为了减少这样的时刻，我们理所当然地会去调整自己的状态。虽说如此，但人并不能随心所欲，状态不佳的时候总是不可避免的。

遇上心情不好，如果只是自己一个人工作倒也无所谓，但是如果要和别人打交道，总不能突然跟对方解释说，自己状态不佳是因为今天心情不好吧。

这种时候，我采取的方法是去联想对方的经历——来我这儿看病的病人、采访我的出版社编辑，他们不惧寒暑，舟车劳顿，专门腾出时间过来找我；来听我演讲的人，也是调整了自己的时间安排，专程来到会场。

每当我想到对方可能为此时的见面所做出的努力，自然的就会意识到，"可不能因为不舒服什么的就任性啊"或者"因为上一个工作有点不愉快而脸色沉重，这是对别人的不尊重"。

虽然只是做了一点小小的联想和思考，但是这个做法真的非常有效。当开始考虑到对方这些情况的时候，我的自律神经就得到了调整，冷静的判断力和思考力开始复苏。

这正是"以诚待人"的姿态，换句话说，它不就是人际关系的根本吗？

如果你注意观察就可以发现，那些被称为"一流人才"的人，总是能够保持情绪平和，状态稳定，也总是能够微笑待人。

我认为，这样对人，才是真正的真诚。

37

"让周围的人心情愉悦"对工作很有帮助

团体中最让人困扰的人，就是让周围的人觉得不快、泄劲儿的人。也许你的工作单位就有这样的人，万一这个人还是你的直属上司，那可真是糟糕得不能再糟糕了呀。

反过来说，在团体中最需要的就是让周围人心情愉悦、产生干劲的人。如果想在团体中体现自己的存在感（积极意义上的），那么你只需要成为这样的人就行了。

在每天工作中，我的合作对象各种各样。在职业运动员的工作现场，不仅有运动员，还有教练、训练员、竞赛相关的组织人员、赞助企业人员等；在医疗现场，合作的人也很多，除了病人、家属，还有护士、各专业领域医生以及协助他们的人。坦白地说，面对如此形形色色的人，我有时也会感到烦躁，甚至有时候会因为对方不礼貌的态度而生气。但是，越是这样的时候，越要强烈地意识到"如何让周围的人心情愉快地工作"。

如果在有人举止言行无礼的时候，我大发雷霆、怒形于色，结果会如何呢？那其他人就要顾虑我的态度，变得格外小心、战战兢兢，最终会使整个团队的工作效力下降。

自律神经的紊乱也会影响周围的人，导致工作效率降低，这是在实验中得到验证的。

你自身的自律神经是否调节到位，这会极大地影响到周边人的状态。年轻人、普通员工自不必说，对于身为上司、领导、管理者的人来说，意识到这点是绝对有必要的。

38

缓慢、平静地表达

这里推荐一个有效调整自律神经、保持良好精神状态的交流方法，就是缓慢、平静地进行表达。只要有意识地这么做，造成精神压力的因素就会显著减少，从而降低自律神经紊乱的可能。

为什么平缓说话是一种好的做法呢？

首先一点，这样的说话方式不映射情绪，反之，越是带入情绪，说话的速度就会越快。比如听到不想听的话，有的人就会马上反应，迅速辩驳，这会彻底扰乱自律神经，降低身体状态。

想说什么的时候，先深呼吸一下，然后再缓慢平静地开口吧。从意识到这点的瞬间开始，你的自律神经就开始调整了。

其次，我常谈及政治家为例，他们大多是很缓慢平静地说话，因此我认为这样的讲话方式是最佳的。这样的说话方式不仅会减少废话连篇的风险，也会降低对别人"脱口而出"的伤害，避免"悔之晚矣"的情况发生。作为政治家来说，这其实是非常重要的沟通术。

想要传达什么给对方时，说得又快又多并非上策。

我也有很多在电视、广播节目中向公众发言的机会。让我体会深刻的是，如果快速地说十件事，其结果往往是说完后，观众（听众）们一个都记不住，脑海里只留下一个说了很多话的模糊印象。

所以与其这样，倒不如平缓地讲述一两件重要事项。这样的沟通往往更能够给对方留下深刻的印象。

这是可以轻易做到的，您不妨尝试一下，对此领会越深，压力也会越少。

39

恋爱最能扰乱自律神经

我在演讲和接受杂志社采访时经常说到——没有什么事情比恋爱更能扰乱自律神经和破坏精神状态了。

说这种话肯定会有人反驳："恋爱能提高对工作的热情""恋爱会有很多甜蜜时刻""有很多情侣是互相提高的"。

确实，恋爱有时会短暂地有利于管理自我状态，增长干劲，但是综合比较一下恋爱中的人与没有恋爱的人，前者无疑背负更多压力，有着崩溃的危险。如果列举一个恋爱状态下，扰乱自律神经最大的因素，那就是——担心。

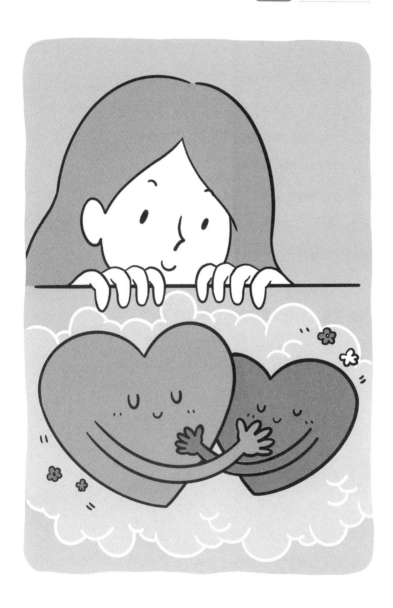

　　人类对于不清楚、不确定，自己无法掌控的事物都会感到担心，这是一种自然规律。

　　当与恋人关系紧张时，会形成压力。即使两人关系没有问题，当你发送一条信息，只要恋人回信稍晚一点，你也会开始揣测，是否发生了什么事情。

　　这可谓是不清楚、不确定，自己无法掌控的"担心"要素大集合。即使你自己不是那么清楚地意识到，这种时刻，自律神经的紊乱、专注力的显著降低也是确定的。

　　当然我想说的不是不应该恋爱，只是希望你了解这样一个单纯的事实，那就是恋爱有着扰乱自律神经的风险。

40

夫妻的理想状态不是热恋，
而是成为家人

既然说到了恋爱，那我也想说说夫妻关系。

人际关系问题是造成精神压力的最大要素之一，理所当然，夫妻间的不良交流导致自律神经紊乱，状态崩塌的事例也有很多。

从好的意义上来看，夫妻间如果能够形成像父母兄妹一般真正的家人关系，那么不仅不会扰乱自律神经，反而很多时候可以获得安抚和镇定自律神经的效果。

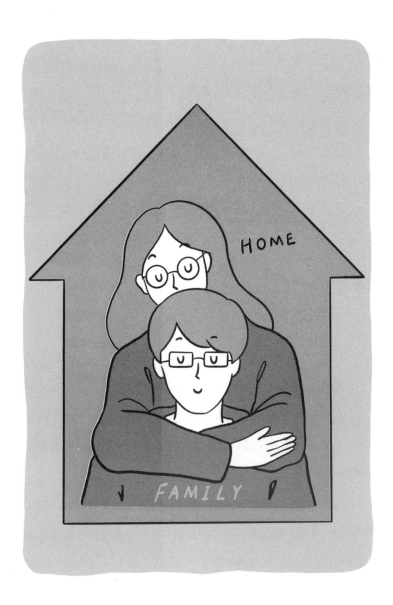

如果回到家里见到妻子或丈夫之后感到放松，显然这种夫妻关系就对维护精神状态起到了正向作用。相反，如果夫妻关系冷淡，说点儿什么就会发生争执，在一块儿就会气氛紧张，那无疑双方都在扰乱对方的自律神经。

值得一提的是夫妻关系极其融洽，在一起的时候就感到兴奋开心的情况。虽然是好事，但如果人一直处于激动不已的热恋状态的话，那么即使回到家，交感神经也处于过于兴奋的状态，无法进入休息模式。如此一来，睡眠质量随之下降，第二天的状态也容易变差。

持续处于情绪高昂的状态会让人很难察觉自身的状况，但如果一直持续这样的生活状态，人会逐渐变得容易疲倦，很容易出现走神发呆的情况。

为了调节自律神经，维持良好精神状态，努力做到心平气和，这是非常重要的。

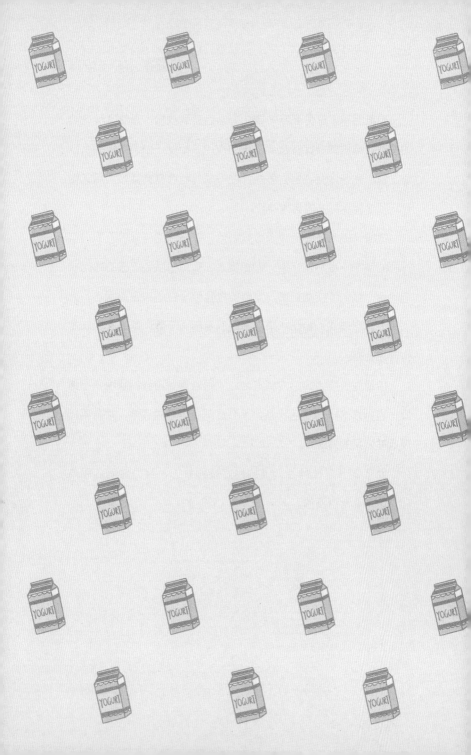

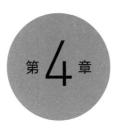

第 **4** 章

身体调整法

带你找到身体自我调节的开关

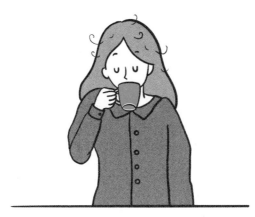

41

身体状态是一切的基础

无论是工作还是运动，"心·技·体"三者齐备是非常重要的，其中首要必须调节的是身体。究其原因，如果身体状态不好，无论如何调整心（精神），也无法实现良好工作成效；无论技术如何高超，也无法百分之百地发挥。

身体状态是一切的基础。

但是令人遗憾的是，有很多人并不重视身体的自我调节。当然，发烧或是肚子疼这种出现明显病症的情况，是没有人会置之不理的，但是极少数人会有意识地为百分百发挥自己的能力而去调整身体状态。

　　在此希望读者朋友能够清楚认识到的是，不生病的身体状态与百分百发挥自己能力的身体状态，两者间有着巨大的差距。

　　不生病算是百分百发挥的一个前提，如果在此基础上不进一步调整身体，那么就无法真正意义上的充分发挥自己的能力。

　　希望正在阅读本书的您能够清楚地认识到这一点：我们的身体是很诚实的。只要知道如何正确地和它打交道，你的状态就能够得到改善。

　　当我们出现状态不佳的时候，比如觉得有点儿不舒服 / 无法消除疲倦感 / 提高不了注意力 / 提不起干劲 / 焦躁不安等，那一定是身体的状况出现了什么问题。

　　反过来说，如果我们知道调整身体的正确方法，就能够消除或者减轻这些问题的影响。

42

起床后，用一杯水启动身体

一大早就感觉身体疲惫，提不起干劲，感觉身体的开关没有打开，昏昏沉沉……

我想谁都有过这样的时候吧。如果这样的状态持续一星期以上，那就有可能是生病了，应该马上去医院，但如果只是偶尔如此，也是日常有可能发生的事情。

从身体的结构来说，这种情况就是交感神经无法顺利兴奋起来，因此整个身体无法从"休息模式"转换成"活动模式"的表现。这种时候最好的办法是做点儿轻度运动。

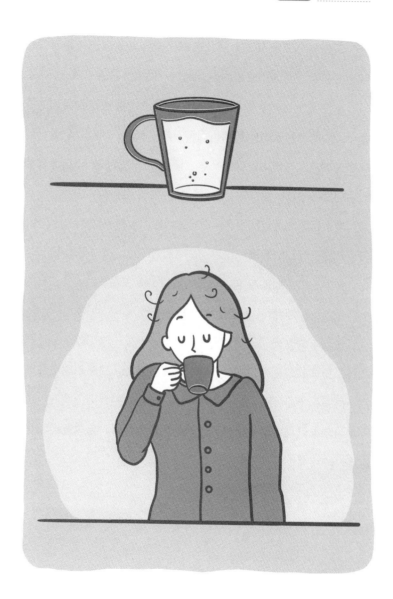

不过当处于疲惫无力的状态时，要身体活跃起来也不是件容易的事啊。而这个时候你要做的第一件事情，就是喝一杯水。

掌控整个身体状态的自律神经与肠道功能也有着密切的联系，因为肠道对轻微的刺激也很容易产生反应，所以让它活动起来是关键。这时候通过喝一杯水，使肠道产生反应，让自律神经的活动变得顺畅，这样就打开了开关，启动了身体。

早上起床之后自然要这样做，工作时，当感觉到专注力下降，有点儿提不起劲的时候，也可以暂时离开工位，接一杯水喝。

作为一个大概的标准，一天内可以分多次喝总共 1~1.5 升的水，这样自律神经可以得到相当大的调整改善。

在喝水的时候，不要只是把水喝下，而是一边想象水分输送到整个身体的过程一边喝。也许有的人会怀疑：只是想象也会产生不同吗？不必怀疑，这一点也是通过实验数据得到证明的，边喝水边想象过程会对自律神经会产生更好的作用。自律神经就是这样，一点点小事就会带来改变。

43

感觉状态不好时，检查尿色

在上一条，我告诉了大家喝水启动身体的办法。喝酒之后的第二天很容易出现脱水的情况，这时候我们的身体更需要补充水分。

如果感觉到身体无力，请先检查一下排尿情况和尿液颜色。

当我们的身体处于脱水状态的时候，是几乎不排尿的，因为身体本身就缺乏水分，所以就不会排出水分。如果感觉身体无力且状态很难恢复的时候，请回想一下今天排尿的次数，极有可能排尿次数也变少了，这种状态下，排尿之后一定要检查尿色。

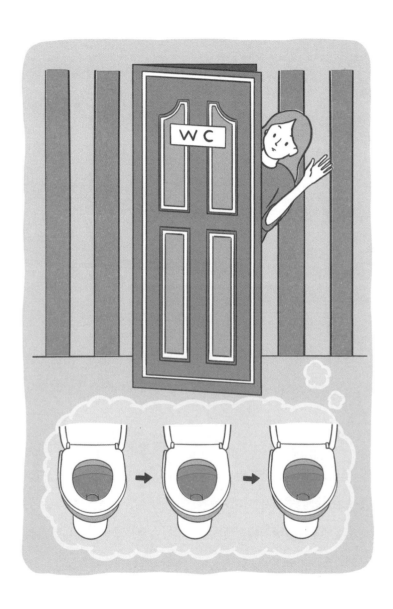

当我们的身体状态不好，有脱水倾向的时候，尿色会较浓，可能是深黄色，甚至有点儿偏黑。这种时候请一定大量饮水，直到去洗手间排尿，这样有意识地反复，尿色会逐渐变淡，最后会变得几乎透明。

到了这种状态的话，身体的不适应该已经缓解了很多。

顺便说一下，当喝酒一开始，人的身体就进入脱水的过程了，所以建议在喝酒的同时喝下与酒等量的水。

喝酒超出自己酒量的时候，人体感觉不适的其中一个原因就是脱水。脱水会造成血压下降，使肠胃功能变差，分泌过多胃酸，从而产生不适。所以喝酒时如果感觉身体不适，可以有意识地大量喝水。这是一个消除身体不适的简单方法，请一定记住。

44

提不起干劲时稍做活动

无论谁都会有这种时候吧——来到办公室，尽管心里想着"开始工作吧"，但怎么也提不起干劲。

遇到这种情况，大部分人会尝试在心里给自己鼓劲，帮自己打起精神，或想着放松一下，转换心情，但是从医生的立场来说，这样做一点儿也不科学。

当我们提不起干劲，无法专注于工作的时候，最重要的就是"动起来"。如果不是工作时间的话，散个步是最好的。如果是工作时间，我的建议就是做点儿活动手脚的工作，像是收集纸质资料、装箱打包、整理抽屉和文件柜之类，只要是活动手脚（身体）的工作，什么都行。

就我而言，当状态不太好，提不起干劲的时候，就会做整理的工作。例如，将杂志书籍摆放整齐，整理堆积的收据发票，扔掉无用的文件信件，将需要的东西进行文档分类等等。干这些整理类工作的时候我会专心致志，别的什么都不想。

所以越是状态不好的时候，我的办公桌区域就越是整齐。

这也是很重要的一点。当我们状态良好的时候，身边的小杂乱不会让自己的专注力下降，但是状态不太好的时候，会特别在意一些小事，比如杂物的堆积，这样会觉得更加提不起干劲。这种时候干脆放下手头的工作，来整理整理东西，这样能够更好地调整状态，提高接下来工作的专注力。

45

不久坐的人能活得更久

　　根据美国癌症协会公布的数据，一天之中，久坐达 6 小时以上的人与不到 3 小时的人相比，其死亡风险会变得更高。这也正符合自律神经的规律——长时间久坐，血液循环变得不畅，无法运送充足的营养物质到脑部以及整个身体，使得人的专注力下降，容易陷入迷糊状态。

　　另外，为了调整精神状态、保持日常工作的高效率，经常活动身体也是非常重要的，比如每小时站起来休息一下。最理想的做法是出门散步一会儿，抬头看看天空，做点儿伸展运动。这个

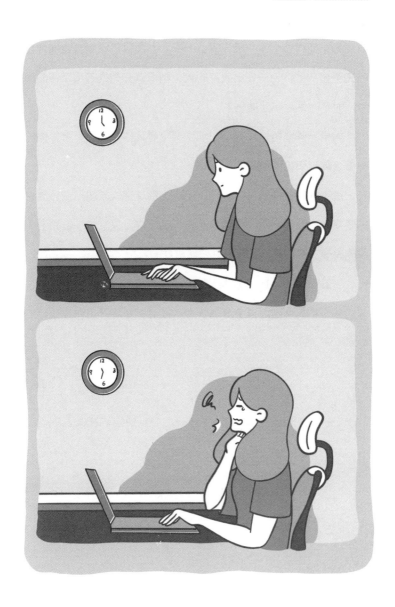

时候如果能再做个深呼吸，喝上一杯水，那可以说是对自律神经的完美调节了。无法外出散步的人，则可以在完成各项工作的间隙，时不时站起来活动一下。

如果能够坚持这样有意识地去调整身体的状态，那么工作的质量会得到切实地提高。

最不好的做法是自己不动，还什么都让别人帮自己做，比如需要东西的时候叫别人递给自己；一天之中，只有吃午饭和上厕所的时候离开座位，这可以说是最糟糕的状况了。

随着职位的上升，这种糟糕的状况会越来越多，如果一直这样的话，不仅会破坏自身身体状态，还会不断降低工作成效，实在是毫无益处。

46

日常多避免剧烈的温度变化

　　自律神经很不擅长应对温度变化，只要感受到剧烈的温差，比如从暖和的地方突然来到寒冷的地方，或者是相反的情况，自律神经就会马上陷入紊乱。

　　例如，在酷暑的夏日进入冷气大开的室内，刚进入的瞬间会觉得凉爽舒畅，但实际上自律神经却会因为无法立即适应而陷入紊乱。进入空调室内一段时间后，人们开始感觉到冷意，身体状况也随之变差，因此很有必要提前针对温差做一些防护措施，如带上长袖衣服等。

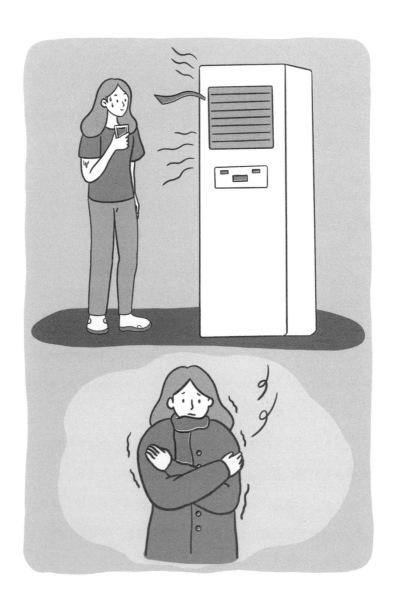

再例如冬天的时候，因为只是"去楼下的餐馆吃个午饭"或者是"顺便去隔壁便利店买点儿东西"，很多人图省事，会不穿外套就出门。常会看到一些人只穿着薄薄的衣服，蜷缩着身体，瑟瑟发抖地快步地走着。在外面的时间确实很短暂，所以大家就会觉得"忍一下就好了，就一小会儿"，但这却是容易让人"中招"的地方，因为在外面待的时间虽然只有几分钟，但是被扰乱的自律神经却三四个小时也无法恢复。

请记住，假如午餐时分自律神经受到干扰破坏，那么整个下午身体状况都会处于一种崩塌的状态。对于很多人来说，披外套或是加衣服什么的，可能会觉得太麻烦，但是只要这么一点小小的用心，身体的状态因此得到良好的保持，何乐而不为呢。

虽然所处环境各异，但在自己力所能及的范围内，想办法不给身体造成过多负担，这是非常重要的。要知道，当感觉到"好热"或者"好冷"的时候，我们的状态就已经受到影响了，专注力也会大幅下降。

47

通勤路上尽量做到不出汗

　　这一条与上一条提到的注意温度变化有密切关联——上下班路上尽量做到不出汗，这点非常重要。

　　很多人是乘坐拥挤的公交车上班的，事实上，仅仅是通勤路上的拥挤带来的紧张压力也会给自律神经造成较大干扰。这简直就成了在去公司前特意破坏状态，然后再开始工作。

　　话虽如此，但如果要求大家避开早上的交通高峰，恐怕也是强人所难。所以建议至少想办法做到不出汗，让自己尽量舒适一点。

　　例如，冬天的时候车外虽然很冷，但是车厢内却异常的暖和。这时在里边穿上长袖单衣，或穿着让身体不受拘束的休闲装去上班，到了公司再换成商务正装，也是一种解决办法。

　　虽然这样多少有点儿麻烦，但是如果多费一点儿事就可以保持身体状态，提高工作成效的话，绝对值得一试。

　　随身携带物品过重也是我们需要注意的一个因素。前面已经谈过"携带物品要合理化"这一点。如果携带的东西过重，会给身体带来不小的负担，让人容易疲倦。近年来，办公无纸化飞速发展，减少纸质文件可以说是比较容易做到。但相应的，很多人会随身携带笔记本电脑、平板电脑、配套的充电器、连接线等，所以出门时请一定要好好梳理自己的随身物品，精简、轻便为上。

48

慢步匀速行走

早晨上班时、换乘公交车时经常会看到有些人在急速奔跑。我明白这是为了追赶计划乘坐的公交车，但也会想，既然这样为什么不提早 5 分钟出门呢？

肯定有人会反驳我，比如早上想多睡 5 分钟懒觉，或者换乘公交车之间的时间间隔太短，如果不跑的话，下一趟公交车就要等 10 分钟以上了。都很有道理，我当然明白大家都有各自的原因。

但是上班路上着急忙慌地一顿猛冲，一下子就扰乱了自律神经，破坏了迎接工作的状态。希望大家能认识到这是一个问题。

如果想在到达公司的时候尽量以最佳的状态开始工作，那么上班路上，匀速走路是最好的做法。匀速走路，可以适度刺激副交感神经的活跃度，有着使人情绪镇定、提升专注力的效果。如果有意识地匀速慢走，呼吸随之加深，自律神经也会随之得到调节，还可以做到走路不出汗。

总是匆匆忙忙赶时间的人可以试试坐早一班的通勤公交车，在家里到上车站，换乘，下车站到公司这三个步行区间，慢步匀速地走过。能做到这一点，就可以决定性地大大提升开始工作时的状态。

早上多睡个 5 分钟当然不错，不过如果从调整状态的角度来看，采纳笔者的办法，效果要好得多。

49

提高睡眠质量的三个要素

在调整身体状态方面，睡眠可以说是最重要的因素，一旦睡眠不足，第二天就会头脑迷糊，无法更好地工作。我想这是每个人都有过的体验，也是睡眠不足会导致自律神经紊乱的明证。

自律神经在一天内的变化有其规律性。夜晚，交感神经活跃度下降，副交感神经的活跃度提高，身体进入休息模式，逐渐进入睡眠。但如果作为关键因素的睡眠得不到充分保障，交感神经一直处于活跃状态，那么副交感神经就无法足够活跃并取得主导，而是持续陷入低活跃度的状态。如果就此迎来清晨，交感神经正式处于主导地位，而前一晚没有达到充分活跃的副交感神经就会继续处于活跃度极低的状态。

这样的自律神经紊乱会导致血液循环变差，无法向脑部输送充分的氧和营养物质。

所以为了提高睡眠的质量，一定要注意以下三个要素：

1. 睡前三小时不再进食。

2. 睡前两小时不看手机、电脑、电视。

3. 推荐泡澡，但是要在睡前两小时完成。

泡澡方式在下一条里也会详细谈到，总之如果每天能注意做到这三点，就能改善睡眠质量。睡前一直看手机的人，要意识到这种行为会降低睡眠质量。

这三点的共性是，都可以让人放松舒畅地睡眠，进而养成让副交感神经活跃的生活习惯。

50

正确的洗浴方法

不论是为了调整身体的状态，还是为了释放一天的疲劳，晚上泡个澡都是非常重要的。这里并不是说冲个澡就完事儿，而是要泡澡。

但遗憾的是，很多人并不知道用来调整状态的正确入浴方法。泡个热气腾腾、温度很高的澡，而且是长时间地泡着，简直就好像是耐力比赛。以这种错误方式泡澡的人不在少数。

借这次机会，我介绍一下正确的入浴方法。

首先泡澡水的温度可以设置在 39~40 摄氏度的温热程度，从

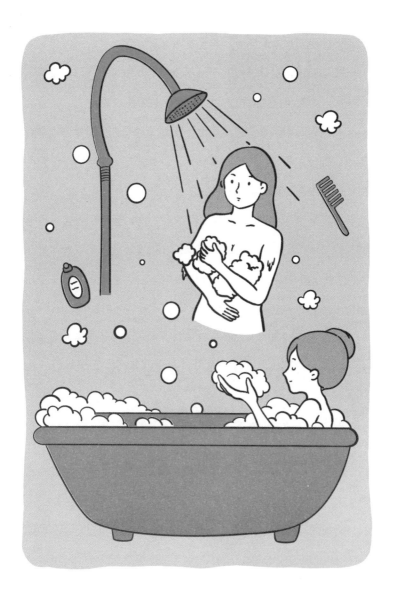

肩部开始用温水淋遍全身，再慢慢地进入浴缸。

如前所述，自律神经对于温度变化非常敏感，所以"温热的水"和"淋遍全身之后再入浴"是两个关键点。

然后先开始泡 5 分钟全身浴。因为颈部有许多掌管自律神经的感应神经，所以温热的水要一直浸泡到颈部，这样可以使整个身体的状态得到有效调节。

接下来泡 10 分钟半身浴。经常有人说如果洗半身浴，出浴的时候身体不容易觉得凉，实际情况也确实如此，所以非常推荐大家充分泡半身浴，这样不仅能够暖和全身，而且不会像全身浴那样出浴之际感觉寒冷，可以帮助我们不受温差的影响。

不过如果泡澡时间过长，好不容易放松的身体会再次兴奋起来，交感神经会再次活跃，所以，建议半身浴要在 10 分钟之内结束。

对于 5 分钟的全身浴，10 分钟的半身浴这个时间的把握，根据个人的喜好也可以调整，我们可以试着找到最适合自己的时间长度。

51

早上淋浴对调整状态无益

有很多人习惯每天早上冲个澡，但如果在早上淋浴或者是晚上泡澡之间二选一的话，很明显选择后者更好。因为早起的淋浴，并不能带来调整状态的效果。

当然，早上冲澡有让人变清醒的效果。在晚上休息期间，人体中副交感神经占优势主导地位，身体会进入休息模式，而早上起床之后交感神经渐渐变得兴奋，身体会切换到活动模式。但是当疲劳无法消除，感觉乏力的时候，交感神经并不会适时进入理想的上升状态，像往常一样进入活动模式。这种时候冲个澡，使交感神经活跃度提高，一下子就打开了活动开关，这种淋浴确实是有效的。

但是有一点是我们需要注意的，早晨淋浴有效，只限于身体状况良好，但是身心还没有完全醒来的时候。当我们感觉到不适的时候，比如胸腹部发闷、头疼、发冷、身体各处关节疼痛等，这时绝对不能淋浴，否则可能使症状加重。

冬天淋浴之后，感冒风险也会提高，所以习惯早上淋浴的人，要在充分认识其效果和注意事项的基础上灵活把握。

52

每星期设定一天为睡眠日

之前已经说过，就调整状态而言，睡眠是非常重要的。

夜晚睡眠时间过短、质量较差，副交感神经没有充分兴奋起来，就会陷入疲劳无法消除、精神低迷消沉的状态，以交感神经异常兴奋的状态迎接次日，整体就会产生过度兴奋、紧张、烦躁不安等情绪。

忙碌的工作中，很多人会陷入慢性睡眠不足。如果睡眠不充分，状态就会变差，工作成效毫无疑问会大大下降。

如此说来，睡眠也可算是工作的一部分了。每天睡眠达到 7

个小时左右是比较理想的，如果无法做到，也至少在一星期里（最好是工作日），设定一天为"睡眠日"。

睡眠日这天既不加班也不喝酒，早点儿回家，悠闲的泡个澡，不要像往常一样整晚看电视、玩手机，而是早早做好就寝的准备。

这样有意识地设定一个睡眠日，能够切实有效地使身体状态得以重启。暂时告别不好的方式，开启好的睡眠习惯，对于调整状态来说也是很重要的一个方法。

如果把睡眠日安排在节假日的话，白天的时候就要想着如何度过以获得一个好的睡眠，做到这个程度就可以了。

适度运动可以产生血清素，血清素能够帮助人体制造褪黑素，而褪黑素对睡眠非常重要。所以可在睡眠日这一天的白天散散步，以便在体内积蓄血清素。不需要过于激烈地运动，缓步匀速地步行即可调整好自律神经，使睡眠日晚上的睡眠质量得到巨大改善。

53

居家办公，记得加入 "5 分钟运动时间"

居家办公的情况变得越来越多，其导致的最大问题是少了通勤路上活动身体的机会。如果是到公司上班，通勤路上其实就有了一定的运动量——步行到车站，上下台阶，到会议室开会或是稍微走动与人会面，这些都是每天会有的活动量。

但如果是居家办公，这些运动就全没了，所以我建议在一天的日程中，安排一定的"运动时间"。也不需要半小时或一个小时的长时间，而是在一天中加入 3~4 次 "5 分钟运动" 即可。

在居家办公的情况下，这种灵活使用碎片时间的方式，可以说是比较容易实现的。

那么利用这 5 分钟来做什么运动呢？这里我有两个推荐。第一个是每次完成一个专项拉伸运动，也就是针对身体某个特定部位的伸展。比如，如果要伸展肩胛骨，就只针对这一处拉伸，如果要伸展小腿肚或骨关节，就认真的只做这一部位。假设一天能做 4 次，那么全身就有 4 个地方可以得到伸展放松，这样就很好了。

说到拉伸运动，有的人会坚持每次都要拉伸全身各处，而在我所建议的"5 分钟运动时间"里完全没有必要这样去做。因为在 5 分钟里，如果要去做各式各样的拉伸运动的话，难免会变得杂乱草率，而且时间也不够。

这里想强调的是要形成在间隙时间活动身体的习惯，所以花费过多时间是不行的，因为这样直接就会造成习惯养成的失败。所以一次只做针对一处的专项拉伸运动，这是关键。

54

"5 分钟运动时间"内做 10 次慢速深蹲

第二个推荐给大家在"5 分钟运动时间"做的小运动是 10 次慢速深蹲。这个要在做完一次拉伸运动后进行。

首先，缓慢蹲下身子，待大腿根部感受到压力后，再慢慢站起来。该动作应根据个人的体力和肌肉力量而进行。基本上做到有压力的程度就可以了，不需要再蹲得过深。

比起刻意深蹲让身体负担加重，我们更应该把重点放在过程上，认真完成动作的过程才是我们应该关注的。像这样的慢速深蹲，做 10 次即可。

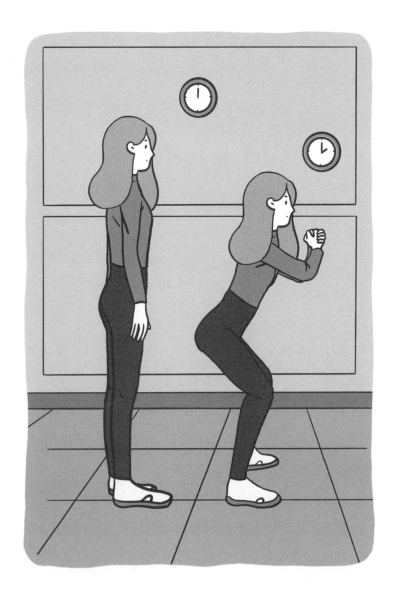

做 10 次深蹲花不了几分钟时间，但是效果显著。同样的，如果一天当中挤出 4 次"运动时间"，就能做 40 次深蹲。看起来微不足道的事，若能每天坚持，就可以很好地解决运动不足的问题。

实际上，对上了年纪不经常运动的人而言，最容易因运动不足而萎缩的是大腿上的肌肉。就算是有运动经验的人，如果长时间不运动，也会感觉上楼梯变得困难，就是因为大腿肌肉萎缩了。严重缺乏运动会导致大腿肌肉萎缩，大腿支撑不住身体，就会容易摔倒、跌跤，简而言之就是腿使不上劲儿。

事实也反映了这一点。在新冠疫情的影响下，人们更多地避免外出，运动量随之减少，因此医院里接收的摔跤患者也变多了。而慢速的深蹲不仅可以解决运动不足的问题，还可以引导身体深呼吸，恢复精神，从而使人体的自律神经得到调整。

所以，拜托大家利用好居家办公的间隙，抽出 5 分钟时间出来做做运动吧。

55

运动能调整内脏状态

在上一条里，我向大家说明了运动的重要性。除了身体之外，运动对我们的内脏也大有裨益。

自新冠疫情暴发以来，经常有患者向我反应有头痛、眩晕、食欲不振、疲劳等症状，却找不出病灶。这些在医学上被称为原因不明的临床综合征。

像这种症状，很多时候抽血检查也查不出异常，但是检测自律神经系统却往往能发现，患者身体综合能力极度低下。身体综合能力，也就是自律神经系统的综合调节能力，这是使交感神经和副交感神经规律性转换，调节自律神经系统平衡的能力。

总而言之，要提高综合调节能力就要动起来，不要坐着。最好是通过运动促进人体血液循环，这样不仅能减轻身体疲劳感，还能提升内部脏器的状态。

运动带来的良性反馈不仅如此。大家应该听说过"脑肠相连"吧。日本庆应义塾大学的科研团队发表了以下研究成果——肠道的信息都集中在肝脏，并通过迷走神经（是控制脏器功能，连接大脑和肠道的神经系统，大部分由副交感神经纤维构成）传递给大脑。所以运动不仅能增强肌肉力量，还能调整内脏状态，更可以改善大脑的运转。

尤其是居家时间增多，心情阴郁的读者，除了前面提到的"5 分钟运动时间"，我还推荐养成动起来的习惯，即休息日抽出时间来散散步，有意识地走出家门，让身体动起来，这样可以改善肠道和大脑的状态，使得身心得到放松。

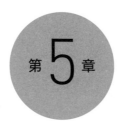

第**5**章

食物调整法

食物选择及进食方式的微调

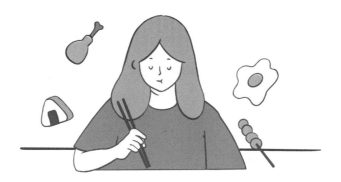

56

利用早餐创造良好的身体循环

为了以良好的身体状态度过一天，早餐是必不可少的。请务必意识到这一点。一方面是为了补充能量，更重要的一方面，是通过吃早饭按下基因时钟的开关。

基因时钟，说的是我们体内的生物钟，它控制人体内每天时间变化的规律。人体的自律神经会在我们早上起来时从副交感神经转为交感神经主导，晚上睡觉前慢慢恢复到副交感神经主导。

为了创造良好的循环，一定要吃早餐。"简单的酒店式早餐"，这就是早餐菜单上应有的内容。

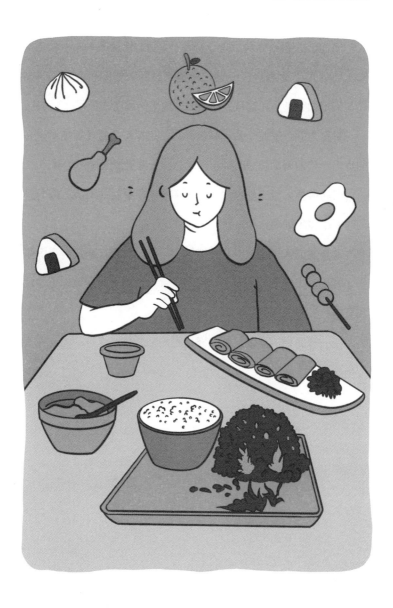

饭盛个五到七分满，再有鸡蛋、火腿或者鱼的其中一种便足够。此外再添标准份三分之二分量的纳豆。如果有海苔和味噌汤，就更加完美了。这就是所谓的"简单的酒店式早餐"。

餐量方面，能吃个六七分饱即可。这样不会给肠胃增添过多的负担，作为启动基因时钟和开启一整天的能量来说也足够了。

可能很多人早上都很忙，但如果能在早餐后抽出 20~30 分钟的时间来悠闲地喝杯茶，那就更加完美了。

动作快的人可能 5 分钟就能解决早餐。但是，像这样慌慌张张地开始一天的活动，交感神经系统会迅速兴奋，导致你无法顺利开启一天的工作。

吃一顿简单的早餐，喝一杯悠闲的茶，养成这种习惯，一天会焕然一新的开始。

57

以 "六七分饱" 为基准

每顿饭吃到六七分饱，如果能坚持这种饮食习惯，一定会让你的身体状况越来越好。

这种习惯的主要目的是不给消化管增加负担。消化管就是消化的 "管道"，它始于口腔，止于肛门，包括食道、胃、小肠、大肠。尽管有自律神经系统控制着这些器官，但如果吃太饱，还是会对消化管造成很大的压力。有时候吃太饱觉得头晕，也是因为血液大部分集中在肠道，令其他器官无法充分发挥作用。

请记住，作为身体调整的基本规则，首要忌讳的是"使身体某个部位超负荷运转"。例如，吃太饱会使肠道超负荷，长时间盯着电脑或手机屏幕会使眼睛超负荷。所以，不要使某个器官的压力达到百分百——饮食如此，工作、生活亦如此。不要使器官"过分紧张"，这是一个重要的调节意识。

顺带一提，只要你醒着，就应该使大脑保持运转，但需要在大脑的使用方式上多加注意。如果你长时间使用电脑工作，可以适当转换一下注意力，比如，听听音乐，闻一闻沁人心脾的香味，或者到外面呼吸新鲜空气，看一看不同的风景。像这样改变使用大脑的方式很重要。

不管怎样，不要给器官施加过多的压力，措施之一就是要吃饭六七分饱。

58

不要暴饮暴食

不暴饮暴食，是身体调整的基本中的基本。

然而，我们难免在聚会上饱餐，面对烧烤美味无法拒绝。

像顶级运动员在奥运比赛前那样，进行彻底的饮食管理，普通人不可能做到，所以为了调节饮食习惯，在这里我推荐的是通过有计划的方式来进食。

晚上有饭局或者和朋友约好了吃烤肉的，中午就少吃点儿，给晚上留点儿肚子；参加酒会之前，认真评估一下自己的身体情况，提前计划这次要喝多少。简而言之，适当饮食的前提是规划。如果你毫无计划，随波逐流，被现场的气氛带着走，难免会吃多喝多，到了第二天早上绝对后悔。

在这里重要的是，"如果超出了计划，要及时规划调整"。这与喝多了、吃多了，第二天不吃早餐了的情况不同，那只是因为你状态不好，没有胃口。吃多了的第二天及时进行相应调整，比不调整要好得多，所以要有计划地进食，这样你才能在吃多了的时候及时发现并补救。

年轻的时候肆意妄为一点儿倒是没什么关系，一旦上了三四十岁，自律神经系统就更容易变得紊乱，还是需要对饮食多加注意。

59

便利店里购餐时加购汤和纳豆

我们很多时候都在便利店解决一顿，特别是早餐，每天都在便利店买早餐的人应该不少。

在便利店购买餐品的要点是，不要买多。这和"吃饭六七分饱"是同样的道理。但在便利店买餐点，总会管不住手——本来是要买便当，总觉得不够，又买了饭团和面包；被收银机旁的甜品吸引，顺带买下；最近，杯面和荞麦炒面也出了超大份装，时常会有人买。这都是常见的事情，但说实话，我不推荐。

在便利店买东西吃，请以"稍微有点儿少"的量为准，而要成为更高阶的便利店饮食达人的话，建议购餐的同时也买汤类和发酵类食品。

比起大份便当配面包，建议把大份便当换成小份便当或饭团、三明治，再配上汤——不管是味噌汤还是蔬菜汤都行，便利店里有的是速食汤。我非常推荐你选择汤作为配菜，既能暖身子，还能体会到喝汤的满足感。最后，再加点儿酸奶或纳豆等发酵食品，就完美了。

改变在便利店购买食品的方式，只是非常细微的改变，也能大大改善用餐体验。对于常在便利店购餐的人，非常建议一试。

60

戒糖减肥法行不通

我时常见到为了减肥而在饮食方面戒糖的人，从医学角度出发，这种做法我实难苟同。

对平时就爱吃米饭、面包的人来说，适当减少这方面的摄入无可厚非。如果超过了六七分饱的标准，少吃点儿是没有问题的。但是，想仅靠戒糖来达到减重的目的，只会给身体加重负担。

对人体来说，糖分、脂肪、蛋白质这几种营养物质都是必不可少的，只有均衡地摄入上述营养物质，身体才能保持健康。假

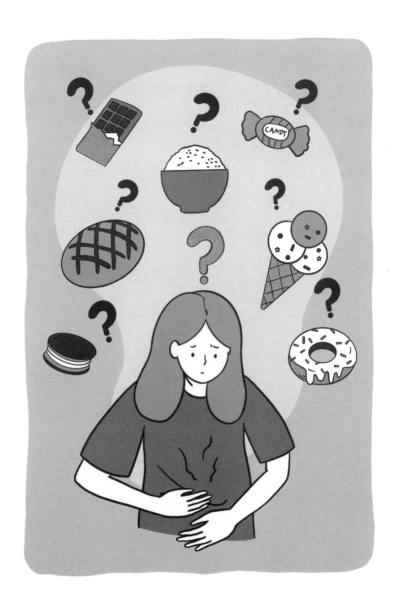

设大量减少了糖分的摄入，那我们的身体为弥补空缺，就会自动消耗能代替糖分的其他物质，这样就会给身体的某一部分造成巨大的负担。研究表明，这会导致脑和肝脏负担过重。此外还有报告指出，戒糖减肥法极易造成反弹，同时是造成脂肪肝的重要原因之一。

总而言之，破坏营养均衡的减肥法对身体有百害而无一利。如果想减肥，千万不要节食走极端。相比之下，重新审视自己的生活习惯并进行调整，是更为有效且健康的方法。

依笔者所见，首先得养成早睡早起的习惯，这是最合乎道理的。

睡前三小时吃晚饭，只到六七分饱。第二天早点儿起，白天多活动活动。坚持这种生活习惯，谁都能健康减肥。

61

蔬菜中"被扔掉的部分"更应该吃

蔬菜是健康饮食中必不可少的一部分。好好吃蔬菜当然是非常重要的，但我们还要更进一步，即"被扔掉的部分"也要吃。

以下是大名鼎鼎的美食家小山薰堂先生告诉我的，也是我推荐的饮食方法：白萝卜的叶子、胡萝卜的皮等等，这些一般而言会被扔掉的部分其实都富含营养，所以不妨吃点儿。

这些东西用一般的烹饪方法难以下咽，但我们可以试着把它和其他蔬菜、水果混合在一起，加上蜂蜜放进搅拌机搅拌成果蔬糊，或者把硬的部分煮一煮，裹上面粉油炸，还可以用搅拌机打成粉，加入咖喱食用。这样都会好吃很多。

多动脑筋下功夫，可以收获意想不到的乐趣，而且这样一来，蔬菜能扔掉的部分就很少了。

这样做不仅仅是从营养方面来说有好处，还因为吃蔬菜稍硬的部分，需要细细咀嚼。这个细细咀嚼的过程，和慢走一样，也有调整自律神经的效果，因为咀嚼的过程中，脸部肌肉放松，表情也会缓和下来。实验表明，真笑也好，假笑也好，只要表情缓和下来，自律神经就会进行自我调节。

另外，有意识地咀嚼，就必然会专注于进食，而不是一边开小差一边吃。如此"正念"的行为，其效果也值得期待。

这虽然只是饮食方面的小小调整，但对身体调整来说会有多样的效果。

62

应酬性的聚会不喝酒

人数少又能够尽情畅谈的聚会自然不错，但总有些酒局或饭局非去不可，也总会有不想参加却又不得不参加的聚会。在这里我建议，不妨给自己定个规矩，即在这样的应酬性聚会上不喝酒。

因为不得不参加，所以在聚会的这段时间里就无法安排做什么更有益的事情了，但是也不能做有害健康的事。实际上，我在这样的酒局、饭局上都是滴酒不沾，只是喝喝乌龙茶，说些应酬话，然后回家。在这种场合，我吃东西也是最多五分饱，从头至尾都怀着尽量不吃的意识。不要指望在这种为参加而参加的应酬聚会上吃饱吃好，象征性地吃上一点儿就行了，对于最后再吃个米饭或是拉面什么的填填肚子，那就更不要想了。平时这样做，在年初、年末等"逃不掉的应酬"特别多的时段，尤其要注意。

我的想法是，对于这种有应酬酒局的日子，做到吃得少，不喝酒，然后把这天当作"瘦身日"或"收获日"。

顺便一提，我即使出席婚宴，也只吃五分饱。因为一点儿不吃也说不过去，所以一开始就决定好只吃五分饱，给自己提前规定好，那么就可以轻松地保持自己的状态。

63

时常更换酸奶种类，提高肠道内菌群的多样性

酸奶有助于调理肠道内环境。这已经是众所周知的事情了，但是最近的研究表明，不应总是饮用同一类型的酸奶，而是时常换换种类，让肠道中有各种不同的益生菌非常重要的。

过去的主流做法是"寻找适合自己的酸奶""选择适合自己的益生菌"，但是随着研究的深入，得出了如下结论，即肠道内益生菌的多样性与肠道内环境的良好程度成正比。市面上的酸奶多种多样，没有必要勉强自己去吃不喜欢的口味，但也不要总吃

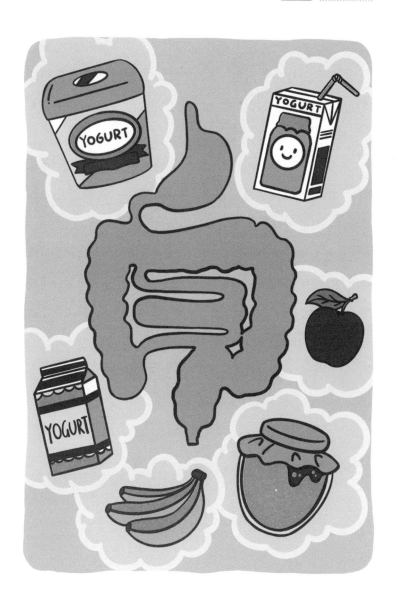

同一厂家同一品牌的酸奶，最好每隔两三周就换不同的种类试试。

酸奶的最佳进食量是一天 100 克到 200 克。建议在无糖的原味酸奶中加入有调理肠胃功能的蜂蜜再食用。此外，酸奶和香蕉、苹果等一起食用也很好。

有这么一句话："早上水果是金，中午水果是银，晚上水果是铜"。可以理解为，早上是肠胃没有压力的时间段，所以吸收效果最好。

前面说过，"简单的酒店式早餐"是最佳早餐，如果再配合食用添加了蜂蜜和水果的酸奶，那么对肠道内环境来说是最好不过了。另外，发酵食品本身有调节肠道内环境的作用，所以多吃纳豆、大豆酱同样有助于调节身体状态。

64

一天喝两杯黑咖啡

许多研究表明，咖啡有助于身体健康。

最近发表的论文表明，咖啡可以预防帕金森病、老年痴呆症以及高脂血症等。通过哈佛大学的研究得知，喝咖啡还能增加血清素和多巴胺的分泌，有抗抑郁的效果。许多研究证明，咖啡有扩张血管、抗氧化作用，有益血液循环。咖啡因和多酚能够促进健康也是广为人知的。

话虽如此，但咖啡不是喝得越多越好。一般来说，一天 2 到 4 杯是比较好的，最好是热的黑咖啡。加糖和奶油的话，就会摄

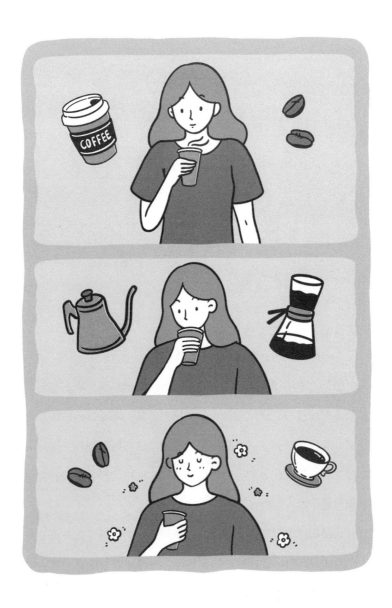

入多余的东西，所以基本做法是喝纯黑咖啡。

　　温热的饮品也有温暖肠胃的效果，寒冷的冬日当然首选喝热咖啡，如果可以的话，在夏天也喝热咖啡为好。因为夏天容易大量进食冷饮，实际上肠道很多时候处于寒凉状态，这种时候再喝冰咖啡的话，肠道会变得更加寒凉，带来负面的调整效果，所以建议一定要喝热咖啡。咖啡能刺激大肠蠕动，如果还能起到温热肠道的作用的话，可以说是一举多得。

　　如果还想让咖啡起到放松身心的作用的话，可以在下午工作疲劳之际，花 15 到 20 分钟悠闲地喝上一杯咖啡。这是个非常好的习惯。咖啡有放松作用，咖啡因还能适度地刺激交感神经，因此累了的时候喝杯咖啡，能够很好地重启工作的动力开关。

65

橄榄油和亚麻籽油让人身心通畅

大便通畅对于状态的调节非常重要。

作为自律神经的专家，我给许多苦于便秘的人提供过建议，其中一条就是活用橄榄油和亚麻籽油，这是非常简单且有效的办法。

橄榄油和亚麻籽油原本就可被视为肠道内的"润滑油"，促进排便顺畅。我在吃沙拉时，会用橄榄油和黑葡萄果醋混在一起代替沙拉酱，这样即使不放盐也风味十足。黑葡萄果醋有其独特的酸味，不仅很配沙拉，也很适合用于面包蘸酱。甚至在吃金枪鱼的生鱼片时，我也会蘸黑葡萄果醋吃，风味独特，味道不错，你不妨一试。

如果是橄榄油甜点的话，我推荐简单易做的烤苹果。只要将苹果对半切，把苹果核挖掉，并在原苹果核处加入一勺蜂蜜和橄榄油，再用铝箔包好，放入烤箱烤就可以了。

顺便说一下，橄榄油含有欧米伽9脂肪酸和单不饱和脂肪酸，有增加有益胆固醇，减少有害胆固醇的效果。而亚麻籽油含有丰富的欧米伽3脂肪酸，有预防动脉硬化以及心脏疾病的效果，还能起到缓和过敏症状的作用。

一天喝一勺亚麻籽油是有益健康的上好习惯。什么时候喝都可以，而睡前喝的话，更有助于次日早上通畅排便。

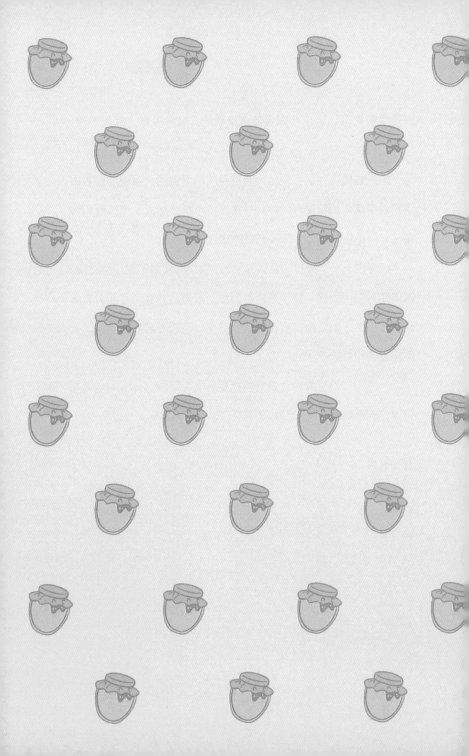

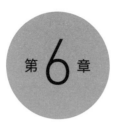

第 **6** 章

行为模式调整法

晚上的复盘创造明天的顺利

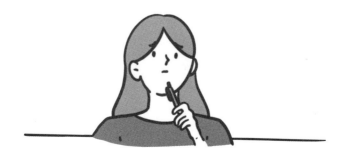

66

关键不在"早上"而在于
"前一天晚上"

本章会以"行为模式的调整"为题，提出改变习惯、行动、意识的各种方法建议。

大家通常的认知是，一天的开始是"早上"。通过改变早上的习惯来改变行为确实是有道理的，但是从医生的角度来说，还有比早上更关键的时间。

如前所述，在早上起床的时候如果自律神经紊乱的话，在这种状态下再想改变什么就会变得非常困难。偶尔某个早上，神清气爽地起了床，或许这时会积极地想"今天开始做这件事吧""今天开始养成这样的习惯吧"，但如果在早上就处于"总觉得乏力""没有干劲"的状态，哪里还谈得上改变行为模式呢？

所以说，要安排好日常生活的习惯，应该从头天晚上就开始准备。改变睡前习惯就是一个最好的开始，接下来我会就晚上的习惯提出各种建议。

首先务必养成的习惯是"睡前留出平静下来的时间"。可以悠闲地读一本书，听一些能够让人放松的音乐，也可以把这个时间用于自己的兴趣爱好，只要不是剧烈的身体活动就好。这个"平静时间"一般在 30 分钟左右。

重点是要意识到这是睡前的准备，尽量不要看电视、玩手机、看社交软件或是跟人聊天，而是自己一个人心情平静地度过半个小时，这是最为重要的。

说到"改变行为"，人们非常容易想到是指活动身体，其实睡前拥有悠闲放松的时间也是很重要的，所以请从养成这样的习惯开始。

67

回顾一天，用"成功"去覆盖"失败"经历

半小时的"平静时间"之后，接下来是"回顾一天"，这个时间有 5 到 10 分钟就足够了。

不用特别认真或者深入，粗略地回顾就行，平静地回想一下"今天这里进行得挺顺利的""这里失败了"。在这里，关键是关于失败的改善措施或理想模式，可以稍微结合实际地想一下"如果我这么做就好了""下次我要那样做"。

以前我有过这样的经历——在餐馆吃饭，因为红酒太好喝

了，我就顺着服务员的劝酒使劲喝，最后喝多了，导致第二天状态很差。在这样的一天的晚上，就可以回想失败的场景，并自我建议："如果那个时候我拒绝喝第三杯就好了"，同时想象当时的自己悄悄地用手捂住酒杯，拒绝服务员说："已经够了。"

换言之就是——实现记忆的覆盖重刷。

如果照这样进行了模拟真实的想象，将记忆重刷为成功模式的话，下次再遇到同样的情况时，会更容易采取自己理想的行为模式。实际上，这是非常重要的做法。

这个方法也是外科医生的秘诀，外科医生在做手术前后，通常会在头脑中模拟手术过程。越是优秀的外科医生，越是会认真回顾做过的手术，用真实的想象来覆盖重刷——"那次手术如果这样再多做一点儿就好了"。

这在提高行为质量上是非常重要的习惯。

68

为了清楚地区分每一天而写日记

在用想象覆盖记忆之后，回顾这一天并写下日记，这也是一个我建议养成的习惯。

追根溯源，为什么要写日记呢？写日记的首要目的自然是记录当天发生的事情和想法。但是，作为自律神经专家，我建议写日记是为了"重启"（每天）。换句话说，是为了清楚地区分每一天。

新冠疫情的蔓延，特别大的一个影响是日常生活中的变化"消失"了。当然，新冠疫情是前所未有的事件，本身就可以说是一个巨大变化，但是因为疫情的发生，与人见面聚餐，去旅行，参加聚集性活动等度过"与平日稍有不同的时光"的机会大大地减少了。不仅如此，居家办公成了新常态，很多人一整天都在自己家里度过。

持续过着这样毫无变化的生活，日常生活就会变得拖拉而懒散，而在状态调节中最应该避免的就是这种"持续性地拖拉、懒散"的状况。

如果能一直保持良好状态自然很好，但是实际上那是不可能的——一整天都待在家里，过着毫无变化的日常生活，大部分人都会无缘由的心情低落，感受不到生活的紧张感。在古代，人类就是靠外出进行狩猎、农耕活动而生存的生物，因此一直宅家生活本身就会带来生理上的压力。

所以，不要持续过着拖拉、懒散的生活，而需要有意识地重启每一天。帮助做到这一点的强效方法就是记日记，记录下生活中的细微变化，区分每一天。

69

通过写日记让自己"认真活在当下"

那么，具体说来该怎样写日记呢？

具体做法没有定规。记录"今天做了什么""发生了什么事情"，像这样在日记中只记客观事实也行；记下"当时是什么感受""现在有什么想法"，这样的主观感情也可以。无论如何，将"容易拖拉、懒散度过的日常"区分成有变化的每一天——"今天是这样的一天""明天是这么做的一天"——只要能这么思考认知，就能实现日常生活的重启。

我一直强调的是认真活在当下，不要被"今后会怎么样呢"

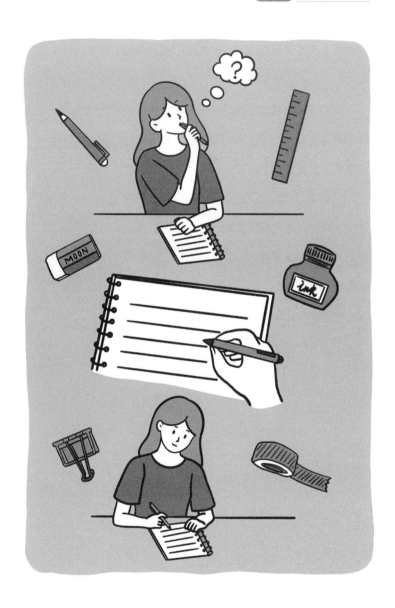

这种莫名的不安所侵蚀，而是要好好地意识到"现在"并认真地度过。这是非常重要的。

如果每天都写日记的话，至少是做到了回顾这一天。在身体和精神都处于不佳状态时，"认真活在当下""认真回顾每一天"的意识尤为重要。

说句题外话，为了"认真生活"，我在家里挂上了一幅画。这幅画原本是放在我太太的小诊所里的，虽然知道有这幅画，但是我从没有仔细观赏过。现在，我把它装饰在家里，一有机会就细细地品味、鉴赏，这时我的心情也会平静下来，随之充满干劲。

这也是"认真生活"的一种状态。

70

对次日的模拟会让人产生干劲

首先回顾过去一天发生的事情，把当天的失败覆盖、重刷为"成功模式"，其次是为区分每天写日记，让自己活在当下，接下来就是简单模拟一遍次日一整天的安排。

毕竟是在睡前，所以无须进行过于认真、深入的思考，只要把第二天待做的事情在脑子里过一遍，大概想好就行。比如，到公司后首先要做的工作是什么；如果有约谈的话，该做些什么准备，又该围绕什么话题展开；在午饭后的休息时间，整理整理办公桌；傍晚稍微有点儿空闲，把积压的工作处理一下。

就像这样，大概想象一下一天的流程，就可以确实地让第二天变得更加充实。

最后是决定好次日要穿的衣服。

虽说这是件微不足道的事，但却出乎意料地重要。可以说，穿上提前一天准备好的衣服，也是新一天的正确打开方式，这会让人觉得"今天正如所准备、所预想的那样顺利地开始了"。如果能产生这样的感觉，那毫无疑问，会使自律神经系统得到调节，将会是高效的一天。

总的来说，我非常重视这些"为正确开始新一天而做的准备"。不只是衣服，当天要穿的鞋子我也会提前准备好。除了衣服和鞋子，还有其他会用到的东西都收拾整齐，准备好，以充分准备的状态开启每一天。

请你试着想象一下以上的场景，如此一定能够用平静的心态、良好的精神面貌开始每一天，不是吗？

早上着急忙慌，随手穿的衣服，和前一天精心准备好的衣服相比，明显后者更能让自己舒适和愉悦。虽然这个形容有点儿抽象，但是用这样积极的心态迎接新的一天的开始是非常重要的。

71

感恩心态可以让自律神经得到最大化调整

关于每天晚上的好习惯，希望大家在入睡前最后一刻做的就是感恩。

睡觉之前，在心中默念感谢："今天非常感谢，明天也请多多关照。"你可以感谢住在远方的父母，也可以感谢朋友、同事或学长。当心怀对他人的感恩时，人的心情就会变得平静，这种心理状态对状态调节是十分有效的。毫无疑问，感恩心态就人性和道德来说也是非常重要的。

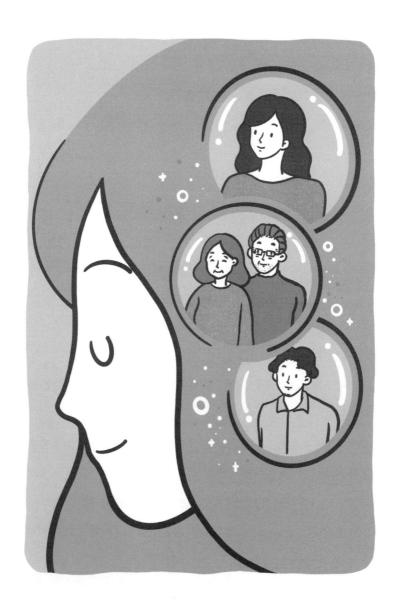

话虽如此，不过本书主题是调整状态，就这方面而言，当我们在心中默念感谢的话时，无论是谁，都会开始进入缓慢的深呼吸。体内的交感神经活跃度逐渐下降，副交感神经开始占据主导，如此就会顺利地切换到"休息模式"和"睡眠模式"。照此过程进入梦乡，睡眠质量变得更佳也就理所当然了。

所以即便出于调节身体状态的理由，也请务必养成感恩的习惯。

最后整理一下每天晚上应该坚持的习惯：

首先，留出 30 分钟左右平静心态的时间。

其次，回顾当天，把失败记忆用"成功模式"覆盖重刷。

再次，写日记，以区分每一天，活在当下。

随后，模拟第二天的一日安排，提前准备好要穿的衣服。

最后，端坐于床上，心怀感恩，默念感谢。

这些建议养成的习惯全部做完也就是 45~50 分钟左右，还会给第二天的生活质量带来实实在在的改变。如果坚持 3 年、5 年，甚至是 10 年，你的人生无疑会变得更有价值、更有意义。

72

错误一定要当场记录下来

关于每天晚上应该坚持的习惯，上文介绍了"将失败重刷为成功模式"这一方法，因此，记住当天的错误也就变得重要了。

但是，人类的记忆并不是那么万能，一天之内能够被我们记住的错误事件也就是那么一两种，而且也只会记住像"这下搞砸了""这也太让人羞愧了"这样冲击力比较大的错误。

于是乎，就算当晚回想，很有可能是疑惑地问自己："诶？今天发生了什么来着？"，但具体是什么事情却总也想不起来。不久之后，"回顾当天"这个重要的习惯本身也会消失不见。

为了避免这样的事情发生，当场把错误记录下来的做法就变得很重要了。这里所说的"错误"，也包括了极其微小的错误。"和客户商谈的时候电话响了"，这当然是个严重的错误，应该记录。其他的比如"准备付钱的时候，发现钱不够了""早上出门晚了，换乘时不得不狂奔""和同事吃午饭时话说太多""好不容易去购物，却忘了买最重要的东西"等等，无论是什么，只要能让你觉得"这是出了点儿错"的事，就要当场记录。

通过记录下小错误，可以在一天的最后反思自己，而且记录后，小错误不再是一旦结束就马上忘掉的事情，所以基本不可能发展成更严重的问题。事实上，把这些小错误通过覆盖记忆的方式，变成"下次改成这样做"的行动模式，那么你的行为质量会有飞跃式的提升。

所以，请务必成为错误笔记"狂魔"哟。

73

"这次我一定要做好"的
心态非常重要

即使记录了小错误，也避免不了再次"重蹈覆辙"，所以我们要做的就是把它改写为成功模式。

"必须给 A 打电话，但是耽误了"，假如第二天同样遇到了"必须给 B 打电话"的情况，这正是更新行动模式的最佳机会。想着"之前不小心耽误了，那么这次要立马打电话"，然后按照这样的想法行动，把这种小错误改写成"下次立刻打电话"的成功模式吧。

实际上，"虽然之前有不足，但这次我一定要做好"的这种感觉是最关键的。

在办公室里，面对散落在桌子上的文件也可以改变想法，想到"之前是随便放在桌子上，这次要把它们好好归档，放到文件架上"；在便利店里，想到"以前总是买碳酸饮料，但这次要喝矿泉水"，然后按照想法行动；在交际的时候，想到"以前总是什么都不考虑就参加酒局，这次要想清楚参加的目的后再去"，像这样改变想法，再照此行动。

总之，改变想法再照此行动的这种重复练习非常重要。"改变行动模式""提高行动质量"其实就是重复练习，在把过去的失败当作教训的同时，有意识地实行"自己改写的行动"。只是这样，就可以了。

是认真地坚持以上步骤，不断积累，还是继续与以前无异的"无意识行为"呢？实际上，决定行为质量的正是这二者产生的差别，所以，"这次我一定要做好"的想法非常重要。

74

以打分的形式复盘

在之前的内容里，我提到过，"虽然之前不行，但这次一定要做好"这样的想法是很重要的。重复这个"改正小练习"，会给人生带来极大的变化。

因此，我还想建议的一个做法是，尽力试着将所有想改正的地方一次性写出来。例如"自身需要提高的方面""想要改善的认知与思考方式""想要改变的行为模式"等。

首先，把想改正的地方写出来。

简单来说，就是先挑出自己的"讨厌之处"和"不足之处"。

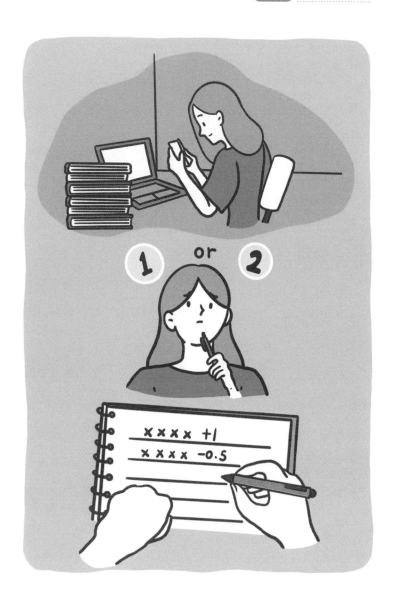

如果你试着回想一下便会发现很多，像"爱说八卦""比不过别人，会感到嫉妒""忍不住吃甜食""对后辈说话太摆架子""开会的时候畏畏缩缩，没胆儿发言"之类都可以算是。这样变得"可视化"之后，相应地也会更容易意识到自己的不足之处。

之后就是每天给自己打分。

在晚上睡觉之前复盘当天的时候，类似于"今天没八卦，可以加分，但是午饭后喝了饮料，得扣分"这样打分，满分为五分。一星期后，算出这周的平均分。

当然，人的行为并不是那么轻易就能改变的东西。像"今天完全不在状态啊""真糟糕，今天就得了 0.5 分"，这样的时候也是会有的。

即便如此，不断地反省，坚持每天给自己打分仍是至关重要的。

尽管大部分人无法坚持下来这个习惯，最终未能改变自己的行为模式，但只要持续培养这个习惯，那么你就离成功更近了一步。

75

"流程自动化" 要遵循 "一件事" 法则

本书曾多次提到过"做事流程自动化"。当你在想"接下来该怎么办呢"的时候，身体就会感知到压力，本来良好的状态就开始变差。越是优秀的人，越会认真仔细地思考"应该考虑的事"，而将"不考虑也无所谓的事"彻底排除在思考范围外。

最简单地使用"做事流程自动化"原理的方法，就是只定好一件接下来要做的事。比如从外面回到公司的时候，先决定好做一件事，比如"回去后给那个人发邮件"。这里的重点是只有一件事。如果你打算做三到四件事，结果就是无法记住所有事情——"诶，我要干什么来着""明明应该是要办四件事啊"——这样只会徒增压力。

当听到这样的说法，一定会有人说："把要做的事情列成待办清单就好了！"。但根据经验，我并不推荐这种方法——把要做的事情列成清单，使得"写"变成了一种目的，因为"写在清单上"会让人感到心安。其结果，有的人不会真的去看清单，有的人会只完成一部分清单事项，更有甚者边看清单，边思考从哪项开始做，琢磨起做事情的优先顺序来。

这种状况便完全不是"做事流程自动化"了。

如果想让接下来的行动顺利且明确地进行，就先只决定一件事便足矣。"一件事"法则才是最切实际的方法。

76

回家后也要遵循"一件事"法则

养成"一件事"法则的习惯后，面对"还没决定要做什么"的迷茫时刻，会渐渐感觉到不习惯。

吃完午饭回到自己工位上的时候，会有种"哎呀，我怎么还没决定好做什么事情呢"的不自在感。当这种情况变得常见时，也就说明你的行动模式实现了"升级"，变得更好了。

走在上班的路上，重点思考"接下来该做什么"，坐公交车、出租车时，都认真地琢磨下一件要做的事。这样的话，一到了目的地，什么都不用想，就会条件反射般地去做刚才想好的那件事。这就是真正的自动化执行。

这并不仅限于职场，回家后我也践行着"一件事"法则。如果说"明天需要 A 资料"的话，我会决定回去后先把 A 资料放进包里。于是一到家，在换衣服之前，就会先把资料放进包里——我就是为了做"这一件事"而回家的，所以当然要马上做咯。

人的大脑是很不可思议的东西。当专注做一件事时，自然而然地就会联想到相关的两三件事，比如想到"把这个也放进包里""不需要这本书，把它拿出去"等，反而能更好地处理相关的多项任务。

但是，重要的还是"只决定一件要做的事"的这种状态。

回到家后觉得"好累啊"而什么都不做，一下就开始休息的话，这便是一种不协调的状态。如果这时能意识到"对了，还有'一件事'法则在等着我呢"，那么你的行动力就会得到惊人的提升。

77

进入"下班状态"前，
让身体先适应

结束工作，回到家的瞬间，把所有的负担抛在脑后，长吁一声"好累啊"，然后扑通一声倒在沙发上。这样的人应该有很多吧。

从身体构造来说，这并不是一种进入"下班状态"的好办法。

正如前文所述，自律神经对于温度等环境变化的抵抗力较弱。酷暑时节（或者寒冬时节）回到家的瞬间，温度、湿度等环境都突然改变了，这时自律神经紊乱，交感神经兴奋起来，身体在某种程度上便会进入紧张状态。这样的状态下，即使很率性地躺在沙发上，身体也得不到调节。即使心理上觉得在休息，但实际身体也没办法顺利地进入休息模式。

从这个意义上来说，我也推荐"一件事"法则。

当回到家时，"稍微活动一下身体再休息"的状态其实是很重要的。在这期间，身体可以慢慢地适应（家里）这个新环境。这样边活动边适应环境（也就是完成一件事情之后），换上松快的家居服在沙发上坐下。这样一来，身体便可以顺利进入到"下班状态"中。

拖着疲惫的身体回到家，如果直接就瘫倒在沙发上，"不管过了多久身体依旧没有恢复，对什么都提不起干劲"，这样的情况是常有的吧。

这并不是单纯的"过度疲劳"，而是进入"下班状态"的方法不对。疲惫的时候，更该试试正确"进入下班状态的方法"。

78

在日常的瞬间多感受自己的状态

调整身体状态的基本原则是，当感到"现在有点儿不舒服""状态不太好"时，就立即进行调整，使其由坏趋势向好趋势转变。具体的调整方法有很多，例如"喝杯水""整理收拾""匀速慢步走""做个深呼吸"等都是。

所以倒不如说，重要的是要意识到现在自己处于怎样的状态。人们总是不关心自己的状态，不到"真的很疲惫""累到注意力完全无法集中""坐都坐不起来"的境地，就不会有身体状态的意识。

因此，我建议的做法是"在各种各样的行为中检查自己的状态"。

比如说，早上刷牙的时候，你是"从容不迫地刷牙"，还是"着急忙慌地刷牙"呢？检查一下这类事，并将其作为状态的晴雨表。这个时候，如果感觉"有点儿烦躁""有点儿慌乱"，那就是自己状态开始变差了。出现这些信号的时候可以采取"喝水""深呼吸"等方法加以改善。

请大家试着在日常生活的小瞬间感受一下自己"此刻的状态"，如步行到车站的速度、换衣服时的心情、上下班高峰期在公交车里感受到的压力，等等。仔细地捕捉这些细节，边调整状态边生活，与放任自己的状态乱七八糟不管相比，两者之间自然会产生巨大的差异。

79

越是忙的时候，越要从容、细致

大多数情况下，自律神经一旦紊乱，各种行为很快就会变得草率。

在特别忙的时候，又被要求"帮我检查一下这份文件吧"，大概谁都会敷衍了事吧，而且肯定会在心里念叨："这么忙的时候，别交给我这么烦琐的工作啊！"写的字会变得杂乱，也容易出现检查的失误和遗漏。

说起来，几年前的我也是属于这种容易焦躁的类型，所以我非常理解这种心情。但是，希望大家一定要记住的是，这种时候如果焦躁慌张地赶工或者草率完成的话，那么自律神经会变得更加紊乱，状态也会越来越糟糕。

忙碌慌张的时候，自律神经本来已经因此处于紊乱状态。这种时候，如果没有"调整状态"的意识，情况就会继续恶化。随着自律神经越来越乱，工作的效率和质量也会越来越低。

试想一下，越是忙碌紧张的时候，不是越应该提高专注力，更有效率地完成工作吗？因此，要认识到越是忙碌的时候，就越要抱着"从容而细致"地做的心情去完成工作。从有了这个意识的一瞬间开始，我们的状态就开始自我调节了。

"越是忙的时候，越要不慌不忙，认真完成"。忙的时候烦躁不安、慌慌张张的话，那我们就仅仅是沉醉在忙碌之中而已，这样只会让工作效率更低。

80

没有一份工作是可以被轻视的

我想有很多商业性书籍会告诉你——"工作的时候要区分紧急度和重要性"。确实,我们或许是有必要给要做的工作排个时间顺序,因为考虑"先做这个,后做那个"的步骤很重要。但是,我认为这和按照工作的重要程度将其排序是完全不一样的,如果用外科医生来举例的话,就像认为癌症的手术很重要而阑尾炎的手术可以被轻视一样,这种区分是绝对不可以有的事。

举例来说,我手头有各种类型的工作:有面向患者为其治疗的工作,有做研究、写论文等学会相关的工作,以前的话也有过给学长整理资料、泡泡茶什么的工作。在这样的经历中，我强烈地感受到"没有一份工作是可以轻视的"——就算是给人泡茶，一边思考"对方会喜欢什么样的茶""泡好茶的方法是什么""什么时候上茶最好"，一边做，会变得更认真，也能学到很多东西。那种觉得"泡茶什么的不是我的工作""这样的工作没用啊""随便做做就行了"的人，我认为他们到最后不管做什么工作，都不可能成为真正意义上的一流人士。

在每天工作的过程中，有些工作会让我们感觉"这是一项有价值的工作"，有一些则不是。这种情况对谁来说都一样，但正是在面对这种乍一看"不重要的工作"时，才能体现一个人的价值。

81

做任何事之前，先思考一下"目的"

这和前面提到的"不区分工作的重要程度"也有关系，在做某件事之前，一定要先想想"为什么要做这件事"——这种思考是很重要的。

只是因为"被指派"而去泡茶的人，和思考着"为了什么而去泡茶"的人相比，工作质量自然会有所不同。读者朋友，你是否认真思考过"为了什么而泡茶"呢？"为了让客户解渴""为了让客户能以愉快的心情进行洽谈""为了让对方身体稍微暖和一下"为了让客户摆脱夏天的炎热，感受到凉爽"等等——泡茶这种工作也有着各种各样的目的。只要意识到目的，工作方式也会随之改变。

当然，这不仅限于泡茶，不管是制作资料，还是参加会议，甚至连参加饭局也是一样。

如果你对眼前的工作感到"无聊""没干劲""这种事情做了也没有意义"，我觉得这是因为还没有充分理解工作的目的。依我的经验来看，世界上没有"无价值的工作"和"没用的工作"。即使是对你来说很难看到目的性的东西，对某人来说也一定会有某种价值和意义。

正因为如此，我在做任何工作的时候，都一定会反复仔细地思考"做这件事的目的究竟是什么"。通过像这样思考目的，就能增强自己的工作动力，也能提高行为的质量。

82

找到适合自己的"提神法"

本章的最后谈一下恢复精神的"提神法"。

一个大前提是人的专注力和注意力不会持续太长时间，最长90分钟之后就会明显下降。所以，重要的是在专注力和注意力下降之前，尽早休息以调整好身体状态，建议在日常工作中做到每小时休息一次。

具体的休息方法有多种，只要选择适合自己的方法（也就是各种职场、生活环境中都能进行的方法）就好。如果是以案头工作为主的人，长期保持同一姿势不动会导致血液循环不畅、状态紊乱，所以休息活动的要点就是"动起来"。

可以有意识地进行一些物理性的活动，如上下楼梯、上洗手间、做做简单的伸展运动等。此外，实验证明，聆听喜欢的音乐可以使副交感神经兴奋，让身体得到放松。所以闭上眼睛，聆听一首自己喜欢的曲子来休息也是个好方法。即使不听音乐，闭上眼睛，什么都不想（即冥想）也能调整身体状态。这个方法一定要试试，闭上眼睛进行一到两分钟冥想，在任何职场环境下都是可行的吧。

关键是不要"累了再去休息"，而是要"为了调整身体状态而有计划地休息"。这种意识很重要。无须多言，这时也请不要忘记"一件事法则"。先认真地决定好休息结束后就要做的那一件事，然后再休息。只要做到了这一点，"工作→休息→重新开始"的流程就会变得非常顺畅。

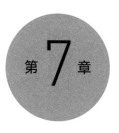

第**7**章

精神调整法

正确应对压力

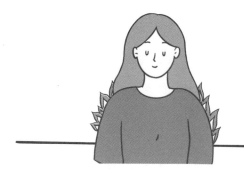

83

怒气涌上时先保持沉默

　　无论工作还是生活，都难免遇到让人生气的事情。这时候请提醒自己——生气会扰乱自律神经，使状态严重崩溃。

　　自律神经紊乱的话，血液循环就会变差，进而使脑部得不到充足的氧气和营养物质供应，从而使人失去冷静和判断力，甚至无法控制情绪。而且，自律神经一旦紊乱，三四个小时都无法恢复，所以一旦生气，之后就会有很长一段时间处于不佳状态。知道了这一点，就会明白"生气"这一行为是多么愚蠢。

　　话虽如此，但生气时的愤怒是瞬间（且自动）迸发的，所以

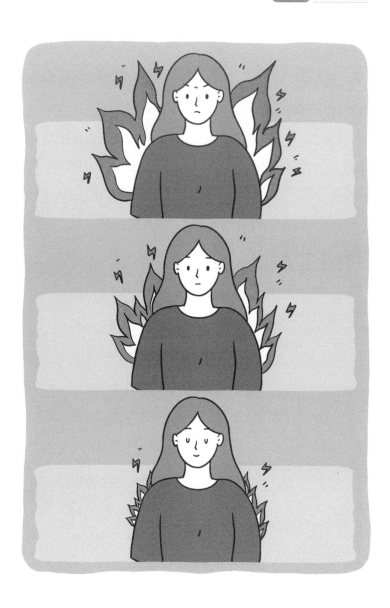

要做到"不生气"确实很难。所以我建议的做法是，一旦感到"啊！现在我快发火了"，就先沉默下来，做个深呼吸。试着先养成这样的习惯吧。

"愤怒"是一种不可思议的情绪，当你意识到自己处在"快要发火"的瞬间，就已经平息了一半的愤怒。这时有意识地"保持沉默"，做个深呼吸的话，就不会对自律神经继续造成干扰了。

抓住自律神经开始紊乱的瞬间，"先下手为强"，阻止其继续发展。当气得无法抑制，但又必须要向对方说点儿什么时，一定不要任凭怒火倾泻，而是选择调整好状态后再用最有效的方式表达。这才是正确的做法。

84

事先就决定不生气能减少 20% 怒气值

几年前开始，"愤怒管理"成了一种潮流。世界上有各种各样的管理愤怒的观点和方法论。愤怒的情绪会扰乱自律神经，所以生气是毫无益处的。我的建议是，当感到怒意的时候，不妨先沉默下来。推荐一个非常简单的做法，那就是"事先决定不生气"。

听到这儿，很多人可能会说："就这？"

世界上有什么人都有，即使只是走在街上或是乘坐公交车，也会对某些人感到生气。这种时候，只要能想到"啊，对了，我

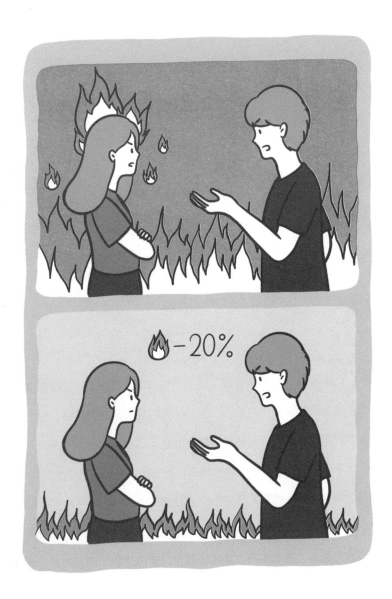

已经决定了不再生气"，就能平息不少的怒气。在人际交往中，当你察觉自己快要发怒的时候，感到"啊，忍不了了""愤怒的浪潮来了"的时候，一定要提醒自己"我已经决定不再生气了"。

当然，人非圣贤，即便如此，有时候还是止不住"怒发冲冠"。但是，如果每次生气后能够反思"决定了不生气，却还是生气了"这件事，就能逐渐管理愤怒了。有句俗语说："你是你，我是我"。其实，很多时候愤怒都是因为想把自己的想法和价值观强加给他人。一旦遇到三观不同之人或是有违道德之事，或被人视同如此，就会感到怒火中烧。

但是，简单的事实就是——"你是你，我是我"。要求别人与自己完全一致，这个想法本身就是荒唐可笑的，怒火上涌时，请一定想起这一点。

85

看清愤怒背后的不安

人在什么时候会生气？这当然要具体情况具体分析，也要根据性格而定。那么反过来，你身边那些"不怎么生气的人"是什么样的呢？其实这样的人有一个共同点，就是心态从容。

工作顺利，家庭美满，深受信赖和爱戴，不用担心钱的问题，没有健康上的担忧，总是精力充沛——可以想见，这样的人是很少会生气的。因为他们的自律神经也很稳定，所以从身体的机能上来说也不容易产生怒气。

如果你是容易发怒的类型，那就试着找出内心深处的"不安"吧。例如，对于在职场上产生"自己的评价等级下降""被当成坏人""是不是被看轻了"之类的不安，其根源来自哪里？这些不安是否以愤怒的形式表现出来了呢？另一种情况是，自己的不安与眼前的状况完全无关，而是因为家庭、经济、健康等问题，在不知不觉中陷入了愤怒。

这时候重要的是，要认识到自己正在陷入不安，然后，在本子上记下来。只要能像这样客观地看清自己的不安，情绪就会很快平静下来，兴奋的交感神经也会开始恢复正常。

86

情绪低落时，请果断地
去爬楼梯

被领导数落了，惹客户不高兴了，这些都是工作中常见的事情。这种时候，尽管情绪低落、心烦意乱，大部分人还是会选择回到自己的工位上，装作没事的样子继续干活。

从医学角度来说，此举并非上策。被数落，心情糟糕的时候，正是自律神经紊乱，身体状态最差的时候。在这种情况下工作，效率低下不说，还可能导致更多错误。烦躁不安、没有干劲的时候也一样，想要仅靠情绪调整，安慰自己打起精神来，是行

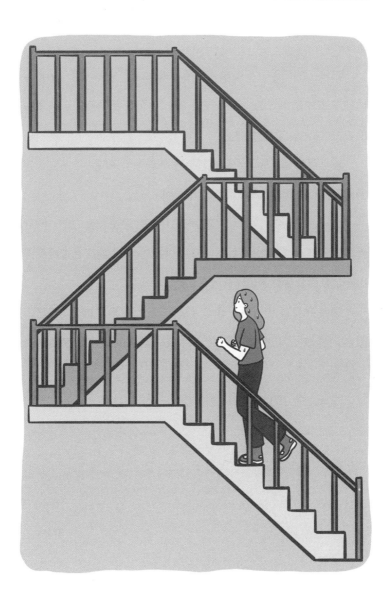

不通的。

精神上的问题，不能单单靠精神来解决。这种时候，调整身体的状态才是最好的方法。"心、技、体"三者中首先应该调整的，并非心情，而是身体。

挨批后情绪低落时，碰上烦心事平静不下来时，不妨立刻起身离开座位，爬爬楼梯，活动活动试试。

适当活动身体，可以改善血液循环，在适量程度内爬一两层楼梯，做些这样轻微的活动，借助这种节奏，使副交感神经变得兴奋，从而让身体的自律神经系统走向平衡。

调整好身体状态后，再去考虑"怎么收拾烂摊子""怎么跟客户道歉""怎么在下次工作时避免同样的错误"这些善后问题吧。

毕竟，在好的状态下，更能想到好的办法。

87

不好应付的人打来电话，
先放一放再回拨

手机来电时，在接之前我们就能通过来电显示知道对方是谁。如果一看到对方的名字，就心生厌烦，感觉不好应付的话，就先别接，等稍后回拨给对方更好。

发现手机屏幕上出现的名字是不好应付的人，从这一瞬间开始，你的自律神经系统就已经乱了，状态也开始变化。在这样的糟糕状态下，就算接了电话，面对不好应付的人，也没法好好交流。从医学角度看，这是再正常不过的了。

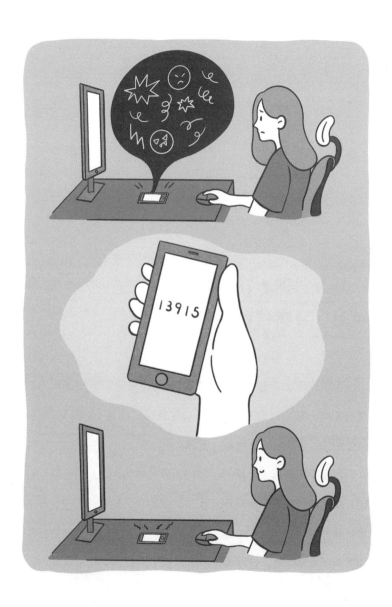

　　越是不好应付的人打来的电话越不要急着接。应该先深呼吸，条件允许的话可以喝杯水，调整好自己的状态后再回拨给对方。该方法不仅限于接电话，对邮件、社交媒体等的回复也同样适用。接电话或是回消息，要优先自己方便而非优先考虑对方的时间。意识到这一点，效果也会大为不同。

　　对于电话、邮件还有社交媒体，事先想好要不要接、要不要回，这点非常重要，尤其是在非工作时间。

　　你一定有过这样的经历：一家人正其乐融融共进晚餐，或者和朋友见面谈兴正浓之时，突然一个来电响起，打破了这美好的一切。接电话、回消息其本身没什么问题，但是"电话一响就得接""消息必须第一时间回"这种想法，说实话我不太赞同。

　　顺带一提，在"非工作时间"，只要不是有非常重要的事，或者不可怠慢的人（比如病人）打来的电话，我规定自己一概不接。

　　事先给自己定好这些规矩，真的非常重要。

88

想缓解紧张时，看墙上的挂钟

经常有人找我咨询，说自己很容易紧张，希望有办法改进。

其实，"感到紧张"未必是件坏事，这是身体在对接下来要发生的事做准备的表现。事实上，有时候我们需要适度紧张。但话又说回来，"过度紧张"或者"失去镇静"绝对算不上是好的状态。

我常推荐的应对方法是：进入会场后，首先观察时钟，记住它的外形和品牌。的确，这看上去像是和缓解紧张感毫无关联的事情，但是"过度紧张"说白了就是脑子里在那个时刻只集中于一件事，视野极度狭窄。在这种时候，就算知道"放松非常重要""不要光想着这件事"，实际也很难做到。就算想要放空大脑，不安感还是会不停地涌上心头，因为担心、紧张的时候，"不去想"这件事是最难做到的。正因如此，才要观察时钟，去记它的外形和品牌，通过这种方式，强制让自己做些别的事。这样，自然就可以使意识发散。

运动员的日常训练，其实就是给自己安排"规定动作"，以此缓解不必要的紧张和担忧，目的是让自己能够专注于动作本身。

这是一个非常简单的方法，推荐大家都去试一试。

89

借演习判断正事的成败

这个话题和"缓和紧张感"也有一定关联，想要以最好的状态迎接正事，就需要周全的准备。不管是演讲、上电视，还是做演示，甚至动手术，我认为——演习能决定最终成败。

进行 10 次演习就能增长 10 次的信心，进行 100 次演习就能增长 100 次的信心。

这是事实。

不过，只在脑海中适当模拟是不够的，一定要真实地进行演习，比如把流程写出来、出声练习等，这样做至关重要。

想必很多人也有这样的经验，如果只在脑袋里过流程的话，会冒出很多"应该是这样""大概是这种感觉"等不确定因素，还会不自觉地设定最乐观的情况，并且很多时候想象不出具体细节和具体场景。

真实的演习就不一样了——把流程和步骤，还有设想的问题一样样写出来，就能使总体情况可视化，准备不周全的地方也会显现出来。读出声音来练习，就能知道哪些重点的地方表达的还不通畅，哪些地方说得不太好。

做准备这件事，就是要做到极致，做到周围人觉得"有必要这样吗"，做到别人都觉得烦为止才是正常的。

越是觉得"这样大概就差不多了"，就越会发生意想不到的问题，越会"跌跤"哦。

90

工作时，将烦心事"锁上"

日常生活中，总是会碰上各种烦心事：工作上遇到问题，给人发邮件咨询，对方会怎么回呢？体检的复查结果怎么样了？孩子马上要考试了，没问题吧？等等。烦心事可谓无穷无尽。

一旦有了烦心的事情，你的状态就变得相当差了。在这种日子里想发挥 100% 的工作效能几乎是不可能的。话虽如此，但是被烦心事支配，耽搁掉一整天就太可惜了。在这里我想建议的做法是，在心里设置个放烦心事的"保管箱"。

其实就是在心中想象一个箱子，把烦心的事先放进去，然后

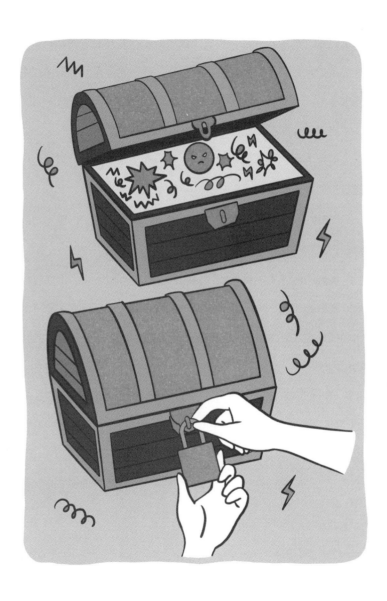

锁上。要尽可能真实地想象这一连串的流程。然后规定自己，工作完成之前绝对不开锁，等手头的活儿都干完了再开锁去考虑那些烦心事。

当然了，即便如此，烦心事本身不会消失。

但是人体的构造就是如此，一旦明确了如何处理，自律神经的状态就会得到改善，逐渐朝着稳定的方向运转。

"先锁上""现在先不想"，仅在心中如此决定，也能大为改善心态。

虽说不能做到完全奏效，但如果什么都不做的话，工作时就只能发挥出平常 30%~40% 的实力，而使用这个方法很可能将该比例提升至 70%~80%。这也是调节状态方面的一个很重要的认知和方法。

91

认识到 "是自己给自己
制造压力" 很有用

如何处理压力，也是状态调整方面的一个重大要素。

谁都或多或少有点压力。"不好应付的人""不想做的工作"，这些产生压力的源头如果能避免的话，当然是最好不过的。但事实上，就是因为避免不了这些，你才会感到压力。

"不要去想""忘了吧"，这些所谓的"逃避法"并非上策。因为不管怎么逃避，它还是会在你的脑海里挥之不去。既然这样，就干脆不逃避，直面压力、深入思考才是更加实际的手段。

这时的重点是想一想，到底是谁制造了压力呢？这个问题的答案十有八九是你自己。即便面对领导很讨厌、客户很麻烦的情况，决定不跳槽，继续留在这个公司工作的是你自己。即便被安排了不想做的工作，因为不想被排挤，没有选择拒绝的也是你自己。

不要误会，我并不是在指责你，说一切都是你的错。

只是追根究底，如果能够理解"很多压力都是自己给自己制造的"，产生这样的认同感，情绪也能变得更加放松。

自律神经系统在指责他人时会变得紊乱，反之在你意识到责任在自己，某种程度上放弃推卸责任时就会开始自我调整。

92

把一个月内产生的压力
全部写下来

　　说到底，精神压力都是自己施加给自己的。而且，我们还会
不自觉地重复做同样的事情。这是可能发生在每个人身上的一种
压力模式。如果想尽量摆脱这种模式，感受零压力生活的话，有
一个好办法，那就是每个月一次，把自己当月感受到的压力全部
写下来。例如：

　　朋友对我说了很过分的话

　　看了熟人发的朋友圈，觉得心情烦闷

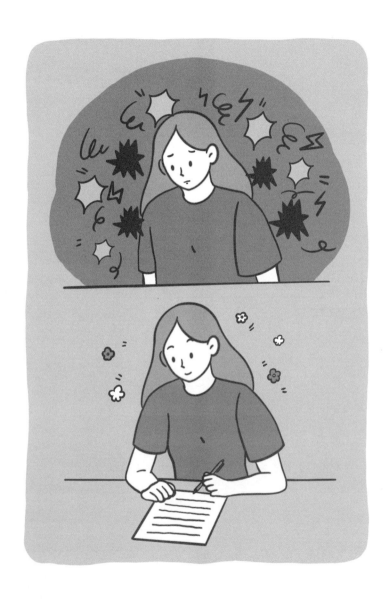

工作失误，背了黑锅

......

什么内容都行，总之全部写下来。

大致回顾一下，很多时候你肯定会想"哎呀，当时这么做就好了"。比如，"朋友和我说了很过分的话时，我怎么就没还嘴呢？""这个家伙以前就让我不痛快过，怎么这次还跟他打交道呢？"诸如此类。

把自己感受到的压力写出来，首先会明显感觉到虽然是以"月"为单位，但其实没有发生那么多不愉快的事。然后，看着写下来的内容，能慢慢冷静下来，站在客观角度看待，脑海中自然会浮现出乐观的想法——"下次就这么办吧！"

这样一套流程下来，自律神经系统就会得到很好的调整，而且下次再遇到同样的事情，就能更好地应对了。

总之，请试着以月为单位，把感受到的压力写下来吧。倾情推荐！

93

决定做了，就不再为此烦恼

假设领导给你安排了很麻烦的工作，虽然你已经很忙了，但是因为不善拒绝的性格，便只好接下来了。此时，面前又遇上一位看上去很悠闲的同事，于是不禁在心中抱怨："为什么要把事情交给我啊！这儿明明有时间空闲的人！"

此类情况，想必大家都经历过吧。

这种时候最不可取的就是一直在心里耿耿于怀："我怎么就答应了呢""为什么领导要交给我这件事呢""那家伙明明很闲"……

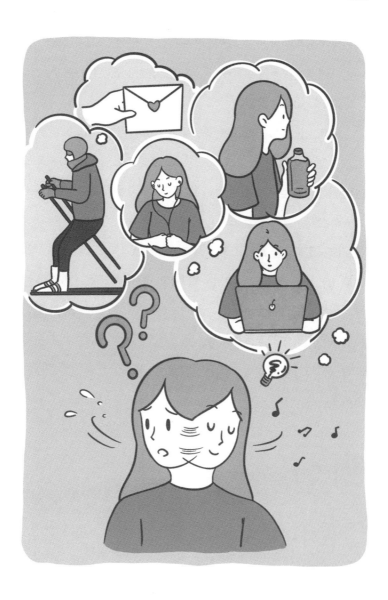

为了避免这种状况，改善自己的行为模式固然非常重要，但一旦已经决定接手这件工作了，就不要再为此迟疑和抱怨了。

这个认知非常重要。

实际上，相似的情况在很多场景下都有可能发生——"用 A 方法还是 B 方法呢？""这个工作是做还是不做呢？""周末来加班做呢，还是推迟到下星期再说呢？""要不要加班呢？""要不要去参加酒会呢？"

做决定前，一定要三思。但是，一旦做了决定，行动就不要犹豫，一心一意埋头干便是。就算做了错误的决定，再怎么犹豫、烦恼、生气也无济于事，反而会白白扰乱自律神经，降低工作质量。如果你的决定出了错，就当场把它记进笔记，过后再去反省、检讨，提醒自己下次更好地做决定就是，千万不要为此一直纠结。

94

越能干的人越 "Don't believe anybody（不指望他人）"

九成压力来自人际关系，这是毋庸置疑的。

你应该注意到了，在人际关系中所产生的压力几乎都是来自对对方的期待。比如，"同事中有自己不喜欢的人"这种压力，仔细想想，其实就是期望对方"能更好接触""能变成自己更喜欢的性格"，诸如此类，这就是对对方期待的表现。

与"期待"相似的一个词语就是"信任"，其实也是很棘手的，比如说我在做手术的时候，身为助手的年轻医生犯了错误。

这种时候为什么我会生气呢？这是因为我信任着对方，对其产生了"一定可以做好"的期待。

对人信任与有所期待是人类的美德。但是，这对于调整自己的状态，保持高水平的发挥来说并不是什么上策。

所以，重要的是"Don't believe anybody（不指望他人）"的精神。

"不指望他人"，乍一看过于冷酷，可能会感觉与人性相悖，但也可以认为这是认识到"所有的事情都是自己的责任"的表现。

无论是遇到不喜欢的上司、爱说自己坏话的同事，还是碰上后进职员犯了错误、客户不讲道理，还是什么时候，在哪里，犯了怎样的错误……把一切都视为自己的责任。如果认识到了这个道理，就不会对别人生气，也不会扰乱自己的自律神经了。

重要的是，认识到了这点，那么无论什么样的情况下，都能毫无压力地发挥自己最佳的能力。

正因如此，才要"Don't believe anybody"。

95

有多重压力反而会让进展更顺利

　　作为一个大前提，可以说世上几乎所有人都肩负着多重压力，大家都是一边设法调和，一边生活下去。

　　如果在为"某一种"压力而烦恼的话，那你一定是比较幸福的，因为仅有"一种"压力，并为此闷闷不乐、烦恼着的人，往往都是阅历尚浅的人。

　　想象一下十几岁的年轻人为了恋爱而烦恼的场景。仅仅因为恋人的回复晚了一点，他们就好像是世界末日一样苦闷不已。如果和恋人分手的话，他们会像是"失去命中注定的人"一样悲痛忧愁不已。

但在有了一些阅历的成年人来看，他们会觉得没什么大不了，因为"这种程度的事情是常有的""以后会出现无数更好的人"。

苦于"某一种压力"的人与这种情况是很相似的。因为只有一种压力，他们就会被这一压力过度地束缚。作为自律神经的专家，我认为，认识到正常情况下压力不是一种，而是多重的会更好。

从身体的构造来讲，虽然这不能锻炼自律神经，但如果生活阅历丰富、承压能力较强的话，区区小事就不足以产生什么影响，很难扰乱我们的自律神经了。

从状态调整的角度来说，当然没有压力是比较理想的，但若仅仅是为了某种压力而烦恼，任其摆布的话，不如承受多重压力，提高自己的抗压能力更好。

96

改变"没说过就好了" "没做过就好了"的想法

谁都有感到后悔的时候——"要是没那么说就好了""当时没做那样的事就好了",但世界上是没有后悔药的。

反省是很重要的。如之前已经介绍过的,可以将其作为一项错误记录下来,在一天的结束之际再用成功模式覆盖重写。

另外,有一个需要认清的根本认知是,那些让你后悔的情形,比如"没说过那样的话就好了",很可能是处于不得已的情况。那时候的你,可能还不太从容,处事还比较稚嫩,如果在那一刻，你已经尽到最大努力了，那就无须再抱怨。

我当然也有着数不胜数的后悔瞬间，会想"要是没说过那样的话就好了""为什么会那样做了呢"。当我现在回想起那样的时刻，就会发现，自己还是不够成熟，没能冷静地做出判断。

该从这样的经历中学到的，不是后悔"要是没说过就好了""要是没做过就好了"这样的表象，而是得到成长，成为不去无谓后悔的人。

我也还在进步中，与曾经相比，已经减少了很多"要是没说过就好了""要是没做过就好了"，这样的后悔与反思。与其说是变得"生气了也能忍下来，而且不口吐懊悔"，不如说是因为改变了自己的想法，所以能够从容地面对，觉得"不再为了这种小事去生气""不值得为此扰乱自己的状态"。

能走到这样花了很长一段时间，但所谓自律神经的调整，归根结底，或许就是作为人的这种锻炼吧。

97

每天拍一张照片

如何调整自己的状态，我还推荐每天拍一张照片这样具体的方法。

可能会有人不解：怎么，拍照也和状态调整有关？

但请想一想，越忙碌没有空闲的时候，越会忽视自己身边广阔美好的自然环境吧。这是因为你的意识都被眼前的工作、面临的问题占据了，心里已经没有富余的空间了。

这种时候可以试试稍微抬起自己的头，看一看周围的环境，拍一张照片。这么一个小动作，也能让自己忙碌的日常得到一次

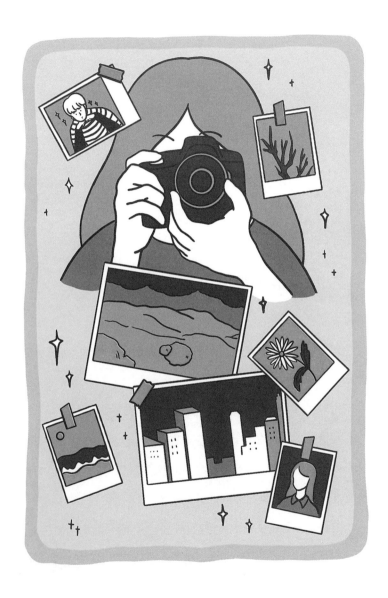

重启、复位，一个放松节点，成为了解自己当下心情的晴雨表。

没必要去拍那种精致到能传到社交媒体上的照片，即使是路边盛开的小花、天边飘过的晚霞，或者只是刚踏入咖啡馆时看到的马克杯也无妨，只需将触动了你心弦的东西拍下来就好。

实际上，我之前一直没有用过社交软件，但自从新冠疫情之后，我也开始玩起了 Instagram（照片墙）。理由很简单，只是为了给生活增添一些"小小的重置和放松"。

自从 2020 年以来，我们的生活就被新冠疫情填满了。不知不觉间，"疫情"支配了我们的身心，影响到我们的日常。对于状态调节来讲，"不好的影响一直在继续"是最坏的情况。重要的是自己要有意识地去设置重置点，哪怕一点点也好，都能对恢复日常规律，修正生活的轨道有所帮助。

对我来说，使用照片来记录生活的日常就是获得重置放松的方法之一。

98

为了放松心灵发朋友圈

　　疫情让我们感到压抑，心情烦闷。不过，只要能保持"每天拍一张照片记录日常"这种习惯，就会想到"去散散步吧"，或是会注意到下班途中路边开着的一朵小花。

　　无论何时，四季都在如常流转。拍照这样的小事让我们能注意到季节的变换。就像上一条所说的那样，建议做到一天拍一张照片，发到朋友圈就更好。这样做的重点是，意识到发朋友圈是为了自己。什么样的照片都无所谓；点赞的数量有多少、关注的数量有多少，这些也都无关紧要。无论是你，还是我，都是为了

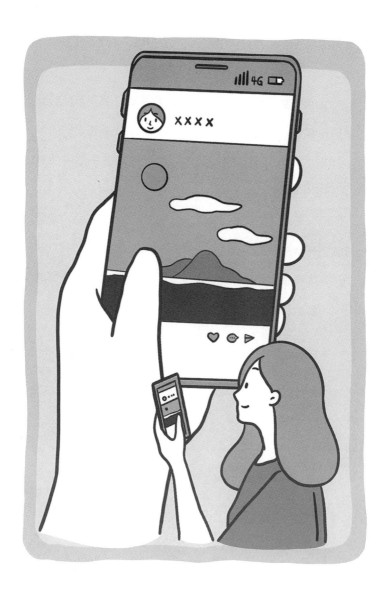

给自己的生活带来"小小的重置"而去拍照，也是为了鼓起一点干劲，作为一种乐趣才去活用朋友圈这个工具。

与我的朋友们（其中很多是名人）相比，关注我的粉丝数可谓微乎其微，但我却在以自己的方式去享受着自己的简单日常。所以，请你务必也要试试去在忙碌的日常生活中创造出"悠然的空闲时间"。

回顾一天时，如果发现今天一张照片都没有拍的话，说明这一天连这一点儿心灵的放松空间都没腾出来。这种时候可以对着眼前的笔筒或者墙壁拍一张照片，想着"明天去拍一张更好的照片吧"，让自己的心情得到些许放松。

自我调整法

了解自己，活出真我

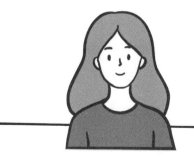

99

人可以分为四种类型

到目前为止，本书介绍了许多调整自律神经、维持良好状态的具体方法。如果要在这里列举一个关键词的话，那就是"零压力"。

尽量去营造一个无压力的状态，这最终有助于调整自律神经。但是，一言以蔽之，虽然说都是压力，但"在什么样的状态下感到有压力"却是因人而异的。

关于这点，我给出了四种类型，请思考一下自己是哪种类型。

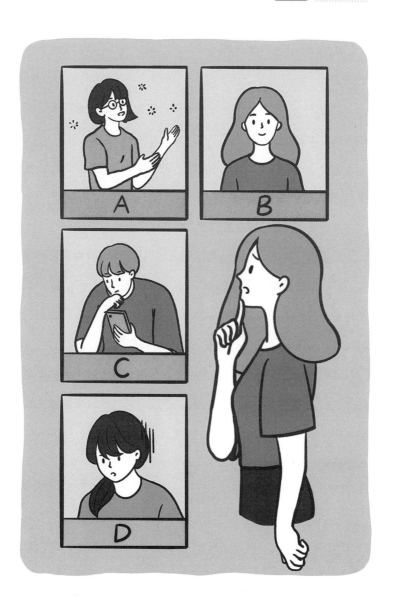

类型 1——不在意周围人的目光，以自己为中心，勇往直前的类型；

类型 2——基本上不在意周围人的目光，但在关键时刻能克制自己，配合周围人的类型；

类型 3——基本上很在意周围人的眼光，但在关键时刻能按照自己想法行动的类型；

类型 4——总是很在意周围，会协调合作的类型。

比如说，有的人一旦认为"那家伙很讨厌"，就会表现得很抗拒，即使在公司里面对面遇到也不会好好地打个招呼，显得满不在乎。这种人就是典型的类型 1。很多优秀的外科医生都是这种类型。

但另一方面，觉得"主张自我"这件事很有压力，"迎合周围的人"会让生活很轻松的是类型 4。类型 2 和 3 是介于两者之间的人群。

所有，首先请思考一下自己是哪种类型。

（100）

零压力的秘诀是"活出真我"

本书中我所推崇的零压力，并非"随心所欲、行动随兴"。

在公司里，有那种"说话直接，工作方式不拘一格""对周围的人和事完全不在意"的人。确实，当他这样做的时候，其本人可能是处于零压力状态的，但是绝非所有人采取同样的态度时，都一样没有压力。对于类型 1 的人来说，"不去在意周围的人，自由地行动"的确是没有压力的，但对于类型 4 的人来说，这样除了痛苦还是痛苦。

重要的是了解自己的零压力究竟是一种怎样的状态，并以此为基础进行思考和行动。

比如，你正为上司的严苛而苦恼，于是乎，你的朋友或同事给了你一些像"你最好当面去找上司沟通清楚""你应该向更高层的上司报告"等诸如此类比较强硬的建议。的确，这也是解决方法之一。但如果"直言不讳"或"向更高层的上司报告"这种行为它们本身就会给你带来巨大的压力的话，那还不如保持沉默。

对于这样的人来说，可以在做出"保持沉默"（这样做压力最小）这种选择之后，再考虑其他方法来减轻压力，调整状态。

顺便一提，我自己是类型 3 的那种"基本上很在意周围人的眼光，但在关键时刻能按照自己的想法行动"的人，所以我总是很慎重地考虑要在哪个部分抑制自己，在哪个部分坚持自我。毕竟那样做对我来说是最没有压力的。

101

"八面玲珑"没有压力的话，

就继续保持

2013 年出版的《被讨厌的勇气》一书长期畅销，这本书的主张之所以得到很多人的认同，正是因为"做到受人喜欢"对很多人来说都是一种压力。不过，在此希望大家不要忘记的是，也有些人可以毫无压力地做到"讨人喜欢"和"八面玲珑"。对类型 4 的人来说，比起"鼓起被讨厌的勇气去行动"，"顾虑周到、八面玲珑"对他们来说会更没有压力。

如果你属于类型 4，比起主张自己，会觉得迎合别人更加无压力，讨人喜欢才是自己，那就请你拿出自信去成为八面玲珑的人吧。那样就很好。

如果被周围的风气所左右，因为固守"八面玲珑是不可取的""必须得表达自己的意见"的观念而增加了压力的话，那才是本末倒置。

从本书"全力发挥的方法"这一主题的角度来说，类型 4 的人掌握好适合类型 4 的人的"发挥方式"就好。原本类型 4 的人协调性就很高，和任何人都能很好地相处，所以只要发挥其特性（也就是强项），在团队中行动起来就好。

不仅是类型 4 的人，所有类型的人都有一个相通且重要的问题，那就是需要思考"如何有效发挥自己的类型／特点／强项，怎样才能在无压力的状态下发挥能力"。

所以我们要做的并非强行去模仿不同类型人的行为做法、成功模式，而是用"适合自己的方法"，在"适合自己的领域"一决胜负。

这是最重要的，也是发挥自己长处的最有效方法。

102

人生无可替代，不要认为
"忍耐是理所当然"

如前项所述，如果"迎合他人"对自己来说不觉得有心理负担，那也不失为一种活法。但是，一定要再三地扪心自问："我真的不是在忍耐吗？"

之所以会这么说，是因为我的职业让我会面对一些"人生所剩无几"的人，其中甚至有被宣告只剩半年寿命的人。我听过很多时日无多的人说："如果我以前能活得更自在一点儿就好了""如果我以前能更珍惜和家人在一起的时间就好了"。和这样的人近距离接触，总是让我觉得"在人生中，忍耐并不是理所应当的"。

如果余生只有半年的话，你是否还会强自忍耐继续做着讨厌的事？是否还会坚持每天都去充满压力的职场上班？如果是那种压力很大的公司的话，我一定会马上辞职，把时间用到更重要的事上，即使只能过着普通的日常生活。

这就是活出自我的人生。

忍耐，迎合环境，克服困难，也许很多人感觉这样做是一种美德。我当然不否认这样做也是一种成长。但是，当人生所剩无几的时候，你还愿意这样使用时间吗？

我并不是想说"不要忍耐了，随心所欲吧"。但是，在无法重来的人生中，忍耐绝不是理所应当的。

103

找到适合自己的 "舒适模式"

　　每隔两到三年，我就会搬一次家。每当我说出这件事的时候，人们就会惊讶道："有必要那么频繁吗"，还经常有人说："这样不是很辛苦吗？"

　　但，这就是我的 "舒适模式"。

　　对我来说，一直住在同一个地方更有压力。每隔两到三年，进行一次断舍离，彻底整理好身边的物品，在新的环境下重新开始生活。这样对我来说不仅毫无压力，还能让我充满生活的能量。当然，我并不是推荐大家都要频繁搬家，而是希望大家一定

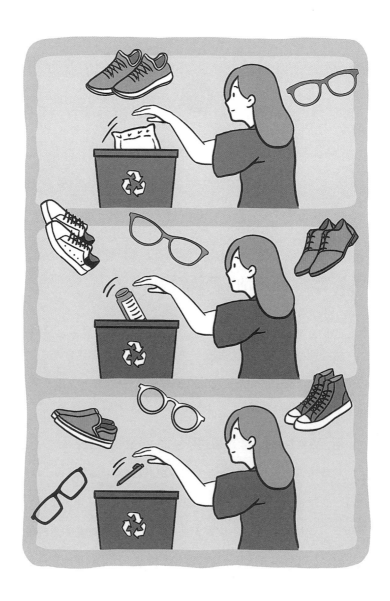

要找到属于自己的"舒适模式",享受无压力的人生。

顺便一提,我规定自己每到新年买四副眼镜,所以去眼镜店时,会一口气买下四副眼镜。这是因为我决定,每到新年的时候就将用途各异的眼镜换新,而且是各两副。说到这里,有人又会说:"去年的眼镜不是还能用吗?"但是,这样的做法,对我来说就是舒适生活的体现。

关于鞋子也是完全一样,我每年新年都会一次买五双新鞋,当然买的鞋不是那么高级,而是价格适中,然后轮换穿一年。其中的一双是为了"重要事项"而准备的,平时不穿,剩下的四双每天轮着穿,大概一年左右就会变脏或受损了,所以穿一年正好换新。

这些习惯可以说是我新年振作精神的"仪式",除此以外,它们还是支撑我日常生活中什么都不用思考就能自如穿戴、修饰自己的"无压力生活"的要素。

这种做法就是我的"舒适模式"。

104

在真正的擅长领域勇毅前行

成功的人生，我认为最重要的是在真正的擅长领域勇毅前行。

人总是在很多时候想尝试这样那样的事情。看到在某个领域活跃的人就会想让自己也成为那样的人，视野稍微变得开阔点儿，就会想让自己在更多领域得到认可。

人生原本就是连续不断的失败和走弯路，所以我觉得尝试各种事情也未尝不可。特别是年轻的时候，不要武断地觉得已经找到了自己的擅长领域，所以其他的就不做，而是需要去积累丰富的经验，去不断经历失败和挫折。不过，积累了一定程度的从业经验之后，在自己真正擅长的领域勇毅前行就很重要了。关键就是要专注所长，有所舍弃。

作为一名医生，参加电视广播节目的机会增多时，有时候也会被征询政治经济方面的见解。面对这种时候，我也曾经想过，要努力做到能够对政治经济发表一些看法，但从某个时候开始，我就彻底放弃了。因为我的想法改变了，认识到与其这样去做，还不如更加专注于自己的擅长领域。

这正是专注所长，有所舍弃。

从我这么想的这一刻开始，就真正地做到了零压力，自己的专业擅长领域的工作质量也确实得到了提高。

所谓人生成功的人，说到底，就是专注于自己擅长领域的人吧。

105

在擅长领域中，不会有嫉妒和偏见

所谓在擅长领域一往无前，说到底这是一场与自己的战斗。

如果在和他人的比较过程中，因为胜负而沉浸于优越感或者是感到嫉妒、心怀偏见，那么我认为这并不是真正意义上的擅长领域。

如果你注意仔细观察周围的人，就会发现，那些说别人坏话、心怀偏见的人，说到底都是在自己不擅长的领域里折腾的人。如果有决心和信心认为这是真正意义上自己的生存之道，那么他绝不会因为一点儿小事去嫉妒或心怀偏见。

当然，不论是在哪个专业的世界里，都是山外有山，人外有人。

在自己选择的这条道路上，肯定也会遇到比自己更优秀的专业人士。但是如果是在自己真正擅长的领域生存的人，那么在遇到这样的专业人士的时候，绝对不会口出狂言，贬低对方，而是会兴趣十足地想要去了解："这个人为什么这么厉害呢？他到底是怎么做到的呢？他是如何思考的呢？"

像这样子，首先出现的会是单纯的兴趣，然后是想向榜样学习的好学之心。如果是能抱着这种心态并树立长远目标的人，他会不断地成长为一个公认的专业人士。

那么对你来说，真正擅长的领域到底是什么呢？这个擅长领域不一定是什么运动、医疗、政治之类，比这大的范畴也行。比如善于产生新的创意，能够真诚地应对客户，能够体恤、鼓励他人，这些都是。

要让自己建立信心，觉得在某个方面不会输给任何人，所以一定要找到自己真正擅长的领域，然后再大展拳脚，一往无前。

106

认识到现在是自己最年轻的时刻

人到了四五十岁的时候，可能会更多地感受到自己上了年纪，想要挑战新事物的热情开始减退，开始对自己失去信心，对健康的担心也增多了。担心增多的话，就会扰乱自律神经，慢慢地，也会影响到身体健康。

这种时候，建议想象一下 10 年后的自己。

10 年后的你，毫无疑问，一定是想回到现在的你，因为你真心实意地想要回到年轻 10 岁的、健康自信的、敢于挑战任何事物的现在的你的状态。而且，理所当然的，无论什么时候想，都

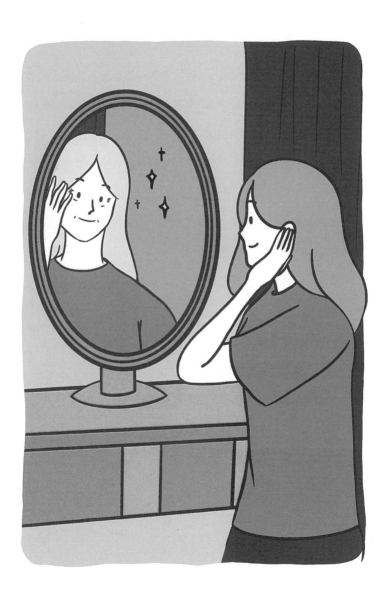

是现在的自己最年轻。

我也一样，很多时候就会想到 10 年前的自己，"如果那个时候我多锻炼身体就好了""如果那时能养成更好的生活习惯就好了""如果当初挑战了那件事情就好了"，10 年后的自己，也会这么去想。如果这样的话，那还不如从现在就开始改变自己。

如果有想做的事情，一定要现在就开始挑战，无论是锻炼身体，改善生活习惯，还是重塑人际关系，加入新的社团，或是一个月看 10 本书……什么改变都可以。

总之，在最年轻的现在，开始做想做的事情。从现在就开始度过改变的 10 年，或者是什么都不做，在 10 年之后再回想"那个时候如果做了就好了……"

你选择度过哪种人生呢？

请记住，不管多大年龄，现在都是你最年轻的时候。

107

不拘泥过往，专注新的自我

正如前述，我在新冠疫情发生之后，养成了每天早上 4:30 起床，5 点起散步一个小时的新习惯。

当我告诉别人开始了这么一个习惯，就有很多人说我真有毅力，能够坚持自己的决定，他们问我："你是怎么坚持下来的呢？"用一句话来回答就是，因为我想要做到自我常新。

2010 年 7 月我就 60 岁了。

60 岁，作为一个人生节点，我也会思考今后生活应该怎么过，怎么度过以后的人生。这个时候，我灵光一现，想到的是希望每天都有新的发现，这一点无论是对周围，还是对自己都是一样的。

慎重地想一想，在 50 多岁的时候，我有过这样一种印象，觉得自己在生活中常回忆过去。当然，这并不是说我在消极地活着，而是很多时候会想："自己过去做了什么事情？达到了什么样的成就呢？我正在不断老去啊。"换言之，就是目光总是看向过去。

但是当 60 岁的时候，我真正意识到——"现在就是最年轻的时候"，如果想要做什么，就从现在开始，如果要改变，现在就是最好的时候。

所以为了自己能够改变，在人生中有新的发现，我就自然地开始了早上 4:30 起床，散步一个小时的新习惯。我开始发朋友圈了，也是同样的道理。也许有的人会认为事到如今再做什么已经太迟了，但是会这么想，就证明你太过拘泥于过去了。

如果想要发现新的自我，那么就在最年轻的现在开始改变，因为没有比现在更好的时机了。

108

即使失败 100 次，只要在第 101 次成功就好

　　本书中介绍了各种观点、改变认知的方法。如果能够实行本书中所写的方法，毫无疑问，你将活出自我，过上更加精彩的人生。

　　不过我也必须明言，无论是多么细微的改变，都不是那么容易能够坚持实行并养成习惯的。例如，结束工作回家前收拾桌面；确定好随后要做的事情的"一件事法则"；明确目的之后再参加酒会等等。这些做法，每件都是非常细微且简单的，但是一旦想

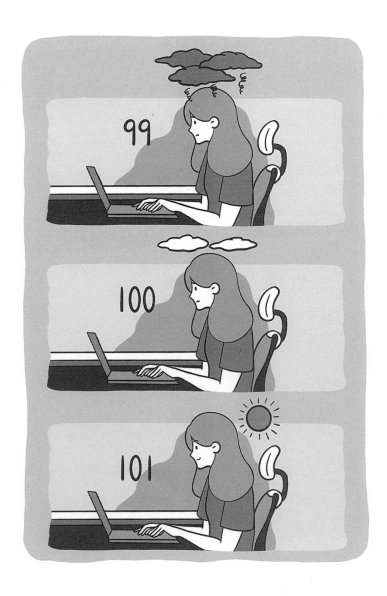

要实行，也不是能轻易坚持的。

所以，如果事情进展稍有不顺的时候，也绝不要马上就灰心丧气。这并不是因为意志力薄弱，缺乏行动力，而是人的正常反应。

有一件事情一定要毫不气馁的坚持做下去，那就是每天复盘，想想"这次不行就下次""明天我要尝试这件事情"。在一天的最后，你给自己打的是 0 分也没关系，但是希望至少要养成打分的这一个习惯，因为即使失败 100 次，也会迎来第 101 次的成功的这一天。所以请一定相信自己将要成功的第 101 次，坚持复盘和验证。

我衷心地希望本书中介绍的各种调整身心的习惯，某一天也能成为你的习惯，让你能够稳定完美地发挥出自己的能力。如此一来，你的人生必将发生改变。

保持充沛精力的 7 个办法

1. 尽量不选择过紧的衣服或鞋子。

2. 午饭后两个小时为非工作时间。

3. 说话缓慢而镇定。

4. 每星期有一天为睡眠日。

5. 吃饭六分饱。

6. 决定好下一件要做的事。

7. 找到适合自己的舒适模式。